Friedrich Alexander Simon

Der Vampirismus im 19. Jahrhundert

Über wahre und falsche Indikation zur Blutentziehung

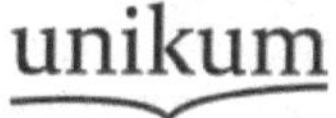

Friedrich Alexander Simon

Der Vampirismus im 19. Jahrhundert

Über wahre und falsche Indikation zur Blutentziehung

ISBN/EAN: 9783845725406

Erscheinungsjahr: 2012

Erscheinungsort: Bremen, Deutschland

www.unikum-verlag.de | office@unikum-verlag.de

Bei diesem Titel handelt es sich um den Nachdruck eines historischen, lange vergriffenen Buches. Da elektronische Druckvorlagen für diese Titel nicht existieren, musste auf alte Vorlagen zurückgegriffen werden. Hieraus zwangsläufig resultierende Qualitätsverluste bitten wir zu entschuldigen.

Friedrich Alexander Simon

Der Vampirismus im 19. Jahrhundert

Über wahre und falsche Indikation zur Blutentziehung

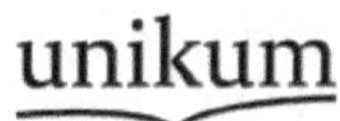

Der
Vampirismus
im neunzehnten Jahrhundert

oder

über wahre und falsche Indikation zur Blutentziehung

nicht

mit Beziehung auf Ernst von Grossi's tragischen Tod nach neunmaligen Aderlässen innerhalb sechs Tagen

von

Dr. Friedrich Alexander Simon jun.
praktischem Arzte in Hamburg.

Non mihi, sed rationi, aut quae ratio esse videtur
Milito, securus quid mordicus hic tenet, aut hic.
Scaliger.

Hamburg, 1830.
Bei Hoffmann und Campe.

Quanquam haud me latet, aegros temeraria sanguinis missione mulctatos, convenientium cardiacorum usu aliquando servari, sanguinemque ad tenorem defaecationi suae peragendae idoneum restitui posse; sed praestiterat plagam non infligi, quam sanari.

Sydenham. *Ed. Kühn. pag.* 37.

Vorwort.

*Εἰσὶ δὲ δημιουργοὶ οἱ μὲν φλαῦροι, οἱ δὲ πολὺ διαφέροντες. ὅπερ, εἰ μὴ ἦν ἰητρικὴ ὅλως, μηδ' ἐν αὐτῇ ἔσκεπτο, μηδ' εὕροιτο μηδὲν, οὐκ ἂν ἦν, ἀλλὰ πάντες ἂν ὁμοίως αὐτῆς ἄπειροί τε καὶ ἀνεπιστήμονες ἦσαν, καὶ τύχῃ πάντα τὰ τῶν καμνόντων διοικεῖτο *).*

Hippocrates Ed. Kühn. Tom. I. pg. 23.

Ob ich gut daran gethan habe, dieses Büchlein zu schreiben und in die Welt zu schicken, weiss ich kaum; so wie ich überhaupt mehr und mehr zu

---

*) Zu Deutsch: Es gibt schlechte und ausgezeichnete Aerzte; was nicht seyn würde, wenn es überhaupt keine Arzneikunst und nichts in ihr zu beobachten und zu erfinden gäbe, sondern Alle würden gleich unerfahren und unwissend seyn, und die Kranken vom Zufall abhängen.

zweifeln anfange, ob ärztliche Schriftsteller, beim besten Willen, sich, ihren Kollegen und den Kranken viel nützen. Sich selbst vielleicht am wenigsten; denn die Meinung geht, ein echtpraktischer Arzt habe weder Zeit noch Beruf zu schreiben, höchstens etwa zu L'hombre und Whist. Wenn also ein Arzt trotzdem schreibt, so ist er kein praktischer, und was wäre demnach von einem Arzt, welcher Bücher schreibt, zu lernen? Nichts, gar nichts!

Aber so ist der Mensch; woran er sich gewöhnt, Gutes oder Schlechtes, Bequemes oder Unbequemes, er kann nicht davon lassen. Der Trinker nicht vom Trinken, der Schriftsteller nicht vom Schreiben. O Ihr Männer Athens! hütet Euch daher vor Wein und Dinte. Es gibt kein ärgeres Gift als Trunk- und Schreibseligkeit. Weintrinken und Dintevergiessen läuft auf Eins hinaus, und es ist am Ende einerlei, ob man sich das Podagra und die Gicht antrinkt oder anschreibt. Aber das Angeschriebene ist doch ehrenvoller. Dass sich Gott erbarme! Da steckt eben der Knoten. Hat man sich die Gicht angeschrieben; so wird man dafür oft noch schlecht recensirt und öffentlich gehudelt, während der verunglückte Sohn des Bacchus, der sie sich angeschlemmt und angetrunken, von seinem Arzte, wenn er nicht etwa in die Hände eines blutgierigen Entzündungsmannes fällt, so liebreich gehegt und gepflegt wird, dass er, eben, eben hergestellt, nichts Besseres zu thun weiss, als Stoff zu einem andern Podagra einzuladen.

Schlecht aber recensirt zu werden, für gegenwärtiges Kind meiner jüngsten Musse, wird nicht unwahrscheinlich mein Loos und mein Dank seyn, da nicht Wenige meinen werden, nur von Grossi's beklagenswerther Tod habe es ins Leben gerufen, und es sey mir nur um ein neues σκάνδαλον zu thun gewesen. Dagegen muss ich indess aufs Feierlichste protestiren. Es kann immer seyn, dass jener lamentable

Fall auf die Erscheinung dieser Abhandlung einigen Einfluss gehabt hat, in so fern meine entschiedene, schon früher ausgesprochene, Antipathie gegen das Entzündungsunwesen darin frische Nahrung gefunden; aber in Beziehung auf jene nur durch den Tod vereitelte, Heilung ist sie nicht verfasst worden. Ich glaube freilich nicht, dass ich an den verewigten von Grossi wegen einer „*Pleuritis costalis rheumatica cum complicatione gastrica et congestionibus pulmonum ex haemorrhoïdibus*“ neun Mal die Lanzette und zudem 24 Blutegel hätte legen lassen*); doch will ich damit keine Beschuldigung gegen ein besonderes Heilverfahren ausgesprochen haben, und überlasse es Andern, zu urtheilen, ob von Grossi *lege artis, hūmanitatis et prudentiae* behandelt worden. Kollegialisch ohne Zweifel. Noch ein Mal, ich will hier Keinen verdäch-

*) S. Salzb. med. chirurg. Zeitung März, April und Mai 1830.

tigen, Keinem etwas anhängen, Keinen anklagen, und will mir keinen Injurienprocess angestiftet haben:

> Denn **Brutus** ist ein ehrenwerther Mann,
> Und ehrenwerthe Männer sind sie Alle!

Aber nach München reise ich doch nicht, wenn ich das Unglück haben sollte, von einer *Pleuritis costalis rheumatica* u. s. w. befallen zu werden; das wird mir hoffentlich Niemand verargen: *terrent vestigia.* Was hat man davon, wenn sie einem nach dem Tode mittelst der Sektion den Beweis vor die todten Augen halten, dass man *lege artis* kurirt sey, und dass es nur unglücklicher Weise an Blut gefehlt zu dem letzten, entscheidenden Aderlasse? Ins Leben ist doch noch keiner durch diesen Beweis zurückgekehrt. Und wozu hilft dem Arzt und dem Kranken die richtige Diagnose, wenn es an Blut fehlt zum zehnten oder zwanzigsten Aderlass, und der Kranke die unfehlbare Heilung nicht erlebt?

Doch tadelsüchtige Recensenten möchten diese harmlosen Reden satyrisch und boshaft nennen, und könnten meinen, der Handel

De venaesectione rite instituenda

sey zu ernst für den Spass. Ich wüsste aber wirklich nicht, dass mir scherzhaft zu Muthe wäre, und hat sich eine scherzartige Wendung in Vorstehendes eingeschlichen, so ist es wider Wissen und Willen geschehen. Juvenal sagt:

„*Si natura negat, facit indignatio versum;*“

so könnte sich meiner eine verzweifelungsvolle Lustigkeit bemächtigt haben, wo das Gesicht lacht, während das tiefbetrübte Herz blutige Thränen weint. Mit der Nichtreise nach München im Fall einer „*Pleuritis costalis rheumatica*“ ist es übrigens mein bitterer Ernst gewesen; denn eine Reise dahin möchte unter solchen Umständen nicht viel anders als wie eine Reise in die Ewigkeit zu betrachten seyn, und wer, selbst der gröbste Materialist, möchte wohl mit dieser Scherz treiben!

That undiscovered country, from whose bourne
No traveller returns.

Um jedoch nicht ferner missverstanden zu werden, und um zu keiner falschen, lieblosen Deutung von unzeitiger Satire und schlechter Witzelei Anlass zu geben, erkläre ich lieber ganz ernst und kurz, dass ich es mit dem Vampirismus unserer Zeit im Allgemeinen zu thun habe, und mit Erörterung der wahren und falschen Indikationen zum Blutlassen ins Besondere. Wenn so manche Fälle bekannt werden, wo überreichliche Blutentziehung zwar die Krankheit geheilt, aber den Menschen getödtet hat; dann wird unvermeidlich der verhängnissvollen Frage Raum gegeben, ob das endlose und übermässige Blutlassen überhaupt am rechten Orte und ob es überall das Mittel ist, wovon so viele Aerzte das Wohl und Wehe der Kranken so zuversichtlich und keck abhängig machen. Kein ärztlicher Zeitgenosse, dem das wahre Gedeihen und Fortschreiten der Kunst am Herzen liegt, wird die Wichtigkeit einer solchen Frage in Abrede stellen. Die entzündliche Konstitution der Menschen und der Krankheiten soll zwar schon seit einigen Jahren erloschen, und eine ganz entgegengesetzte im Anzuge seyn; auf das therapeutische Verfahren gar vieler Aerzte scheint diese Metamorphose aber zur Zeit noch wenig Eindruck gemacht zu haben, und es darf sich kein Schmerz, kein Stich, keine Röthe, keine Geschwulst an irgend einem Gliede des Körpers zeigen, ohne nicht sogleich mit Aderlass und Blutegeln aufs kräftigste und eifrigste verfolgt zu werden. Dieses praktische Unwesen ist zwar schon von vielen Seiten her besprochen und gerügt worden, da es aber trotzdem, ohne mich gerade auf von Grossi's Befreiung von allen Erdenleiden zu beziehen, noch immer fort grassirt, so schienen mir einige Bemerkungen über wahre und falsche Indikation zur Blutentziehung weder ganz überflüssig noch ganz unpassend. Es ist übrigens nicht das erste Mal, dass ich gegen die Hämatomanie vieler Zeitgenossen diesseits und jenseits des Rheins auftrete; ich habe mich schon bei Gelegenheit der Verhandlungen über die zweckmässigste Behandlung des Scharlachs gegen den Missbrauch der unbedingten und übertriebenen Antiphlogistik überhaupt nachdrücklich erklärt. Die Hämatomanen selbst werden freilich durch nachstehende Bemerkungen weder belehrt noch bekehrt werden; das ist aber auch der nächste Zweck derselben durchaus nicht. Sie sind hauptsächlich angehenden Praktikern gewidmet, um sie zu warnen, sich nicht einseitigen pathologischen Begriffen und einem einseitigen therapeutischen Verfahren rücksichtslos hinzugeben. Erfreulich aber und ehrend wird es dem Verf. seyn, wenn auch ältere Praktiker, die dem tieferen Nachdenken über den Stoff, welchen ihnen die Erscheinungen am Krankenbette täglich darbieten, nicht abhold, und die selbst gegen ihre eignen Ansichten streitenden Meinungen unpartheiisches Gehör zu geben geneigt sind, —wenn auch diese seine Bemerkungen ihrer Aufmerksamkeit nicht ganz unwerth finden sollten.

Hamburg, im August 1830.

Simon jun. Dr.

Geschichtliche Vorbemerkungen.

Multi caeteroquin sagaces et docti viri opinionibus quibusdam mancipantur, quarum falsitatem vel rudissimus quisque abunde cognoscit; at illi ob innatam quandam animi inclinationem, qua in illas feruntur, non solum certas existimant sed ne per evidentissimas rationes ab iisdem removeri patiuntur. Hoc apertius constat in aliquibus medicis, dum remedia pro curatione morborum praescribunt.

Baglivi, Praxis medica Lib. I. cap. 3.

Ob, wie Plinius meint, die Menschen in alter Zeit den Gebrauch des Aderlasses vom Nilpferde gelernt, oder ob nicht vielmehr die wohlthätige Wirkung freiwilliger Blutflüsse in acuten und chronischen Krankheiten zuerst auf den Gedanken künstlicher Blutentziehung gebracht hat, wollen wir hier nicht ermitteln. So weit können und dürfen wir hier nicht ausholen. Aber wie man über Anwendung und Nutzen des Blutlassens in älterer und neuerer Zeit gedacht, und wie und warum die Ansichten sich bald so und bald so gestaltet, darüber Einiges voranzuschicken, dürfte eben so nützlich, als belehrend sein.

In den hippokratischen Schriften zuvörderst fällt die Indikation zum Aderlass nicht dürftig aus, obgleich weise vor zu grosser Schwächung des Körpers gewarnt wird. Eine Haupstelle darüber findet sich in dem Buche „περὶ διαιτῆς ὀξέων.“ Daselbst heisst es *);

„In akuten Leiden magst du Blut lassen, wenn die Krankheit sich heftig anlässt und die Patienten im blühenden Alter und stark sind. — Sollten sie nach reichlicher Blutentziehung sich schwach fühlen, so lasse jeden dritten Tag ein Klystier setzen, bis der Kranke in Sicherheit ist und Hunger fühlt. — Am wenigstens können heftige Leberschmerzen und Milzbeschwerden nebst andern Entzündungen und Schmerzen über dem Zwerchfell, so wie krankhafte Anstauungen gehoben werden, wenn sie einer zuerst mit Abführungsmitteln angreift. Gegen solche sind Blut-

*) τὰ δ᾽ ὀξέα πάθεα φλεβοτομήσεις, ἢν ἰσχυρὸν φαίνηται τὸ νόσημα καὶ οἱ ἔχοντες ἀκμάζωσι τῇ ἡλικίῃ καὶ ῥώμη παρῇ αὐτέοισιν. — ἢν, δὲ ἀσθενέστεροι φαίνωνται, ἢν καὶ πλείω τοῦ αἵματος ἀφέλης, κλυσμῷ κατὰ τὴν κοιλίην χρέεσθαι διὰ τρίτης ἡμέρης, ἕως ἂν ἐν ἀσφαλείῃ γένοιτο ὁ νοσέων καὶ λιμοῦ χρήζοι. — μάλιστα δὲ ἥπατος περιωδυνίαι καὶ σπληνὸς βάρεα καὶ ἄλλαι φλεγμασίαι τε καὶ ὑπὲρ φρενῶν περιοδυνίαι τε καὶ

entziehungen das Hauptmittel." — „Der Seitenstich kann zwar nicht unzweckmässig mit warmen Umschlägen kurirt werden; aber, wenn der Schmerz sich bis zum Schlüsselbein hinauf erstreckt, oder ein Gefühl von Schwere im Arm, um die Brustwarzen her oder über dem Zwerchfell wahrgenommen wird, so dient die Ader im Ellenbogengelenk zu öffnen, und dreist viel Blut zu lassen, bis es röther fliesst oder auch dunkel, wenn es zuvor rein und roth war."

„Ueber die Menge des zu lassenden Blutes entscheidet Leibesbeschaffenheit und Alter des Patienten," sagt er weiterhin bei Gelegenheit der Apoplexie, welche aus allgemeiner Plethora, Verderbniss des Bluts und Stockung der Lebensgeister entsteht, und ebenfalls Aderlass indicirt *). —

ξυστροφαὶ νοσημάτων οὐ δύνανται λύεσθαι ἤν τις πρῶτον ἐπιχειρέῃ φαρμακεύειν. —

Hippocr. Edit. Kühn. Tom. II. pg. 66 und 67.

ὀδύνη δὲ πλευροῦ ἤν τε κατ' ἀρχὰς γένηται, ἤν τε ἐς ὕστερον, θερμάσμασι μὲν πρῶτον οὐκ ἀπὸ τρόπου ἐστὶ χρησάμενον πειρηθῆναι διαλῦσαι τὴν ὀδύνην. — ἀλλ' ἢν μὲν σημαίνῃ ἡ ὀδύνη ἐς τὴν κληῖδα ἢ ἐς τὸν βραχίονα βάρος ἢ περὶ μαζὸν ἢ ὑπὲρ τῶν φρενῶν, τάμνειν ἀρήγει τὴν ἐν τῷ ἀγκῶνι φλέβα τὴν εἴσω, καὶ μὴ ὀκνεῖν συχνὸν ἀφαιρέειν τὸ αἷμα, ἕως ἂν ἐρυθρότερον πολλῷ ῥυῇ, ἢ ἀντὶ καθαροῦ καὶ ἐρυθροῦ πέλιον.

Ebendaselbst pg. 36, 37 u. 38.

*) Ebendaselbst pg. 68 und 69.

Dieselbe Stockung der Säfte und der Lebensgeister erfordert bei epileptischen Zufällen und Paraplegie Blutentziehung *). „Strangurie und Dysurie wird durch einen Trunk Wein und Aderlass gehoben **).“ Etwas weiterhin heisst es: „Wem Aderlass zuträglich ist, der muss im Frühling dazu schreiten.“ — In der Regel wird gelehrt, den leidenden Theilen so nahe als möglich Blut zu entziehen. Es heisst aber auch einmal in der Abhandlung „περὶ ὀστέων φυσίος“: „Man muss so weit als möglich von den Theilen, wo Schmerz und Kongestion statt findet, die Ader öffnen; denn so wird die plötzliche Veränderung nicht zu stark, und die Säfte werden von den leidenden Theilen abgeleitet werden ***). In der Abhandlung „περὶ φυσίος ἀνθρώπου“ lautet es eben so. —

Nach den Zeiten des Hippokrates entstanden unter den Aerzten, welche sich im Lauf der Zeit in verschiedene Sekten trennten, und entweder zu theoretisch oder zu empirisch gesinnt waren, bald

*) *Hippocr. Edit. Kühn. Tom. II. pg.* 68 und 69.

**) στραγγουρίην καὶ δυσουρίην θώρηξις καὶ φλεβοτομίη λύει. *Aphor. Tom. III. pg.* 762.

***) ἐπιτηδεύειν δὲ δεῖ τὰς τομὰς, ὡς προσωτάτω ταμεῖν ἀπὸ χωρίων, ἔνθα ἂν αἱ ὀδύναι μεμαθήκασι γίνεσθαι καὶ τὸ αἷμα ξυλλέγεσθαι. οὕτω γὰρ ἂν ἥκιστα ἥ τε μεταβολὴ γίνοιτο μεγάλη ἐξαπίνης καὶ τὸ ἔθος μεταστήσειας ἂν, ὥστε μηκέτι ἐς τὸ αὐτὸ χωρίον ξυλλέγεσθαι. *Tom. I. pg.* 509 und 510.

Streitigkeiten über Anwendung und Nutzen des Aderlasses. Während die Dogmatiker Diocles und Praxagoras, als übertriebene Humoralpathologen, die Krankheiten nur in Verstimmung und Veränderung der Säfte, namentlich des Blutes, suchend, mit der Entziehung des letzteren sehr freigebig waren, ging Chrysipp von Cnidus und der berühmtere Erasistratus von Cos zu entschiedener Blutscheu über, indem sie den Sitz der Thierseele oder der Lebenskraft im Blute oder im Pneuma der Arterie annahmen. Merkwürdige Beispiele von übertriebener Blutscheu erzählt Galen in seinen polemischen Abhandlungen über die Venäsektion gegen den Erasistratus und seine Anhänger. — Asklepiades, der ungefähr 100 Jahr v. Chr. Geb. unter Marius und Sulla nach Rom kam, und dessen Schüler Themison die methodische Sekte stiftete, verräth ziemlich geläuterte Begriffe von Anwendung und Nutzen des Aderlasses. Er erklärt z. B. den Widerspruch der Aerzte über denselben, aus dem Unterschiede, welchen Leibesbeschaffenheit und besonders klimatische Verhältnisse bedingen. Daher komme es, dass manche Aerzte den Aderlass im Allgemeinen verworfen, weil er gerade in der Gegend, wo sie die Kunst übten, nicht so gut bekam. Am Hellespont z. B. und in Paros zeige sich die Venäsektion beim Seitenstich sehr hülfreich, während sie in Rom unter ganz ähnlichen Umständen nichts leiste. Mehr noch als durch Entzündung hielt er die Blutentziehungen durch den Schmerz indicirt. Den Schmerz nämlich erklärte er aus der Stockung der groben Atome, woraus das Blut besteht; gegen diese Stockung ist also die Blutentziehung das zweckdienlichste Mittel, indem dadurch zugleich die freie Bewegung des Pneuma hergestellt wird. Diess mochte er wol aus der Gerinnbarkeit des entzündlichen Blutes schliessen; so wie ihm die Dünnheit desselben bei schmerzhaften Krankheiten die Unzulässigkeit des Blutlassens zu bestätigen schien. — Auch bei Congestionen nach der Brust achtete er die Venäsektion für nothwendig, besonders gegen den Bluthusten, den er nicht, wie Andere lehrten, durch das Binden der Glieder behandelt haben wollte. Ferner verordnete er den Aderlass auch gegen allgemeine Plethora, obgleich er wol begriff, dass er hier nur symptomatisch wirken könne, und die eigentliche Ursache der Plethora nicht zu heben im Stande sei. — Uebrigens hielt er die Blutentziehungen sehr richtig nicht durch den Namen der Krankheit, sondern durch die jedesmaligen Umstände indicirt, gewiss die beste und sicherste praktische Regel, wobei es freilich auf die individuelle Ansicht und Beurtheilungsgabe des Arztes ankommt. Wo aber käme es am Krankenbette darauf nicht hauptsächlich an?

Aber von allen Aerzten des Alterthums spricht sich der unsterbliche **Celsus**, er habe nun die

Kunst selbst geübt oder nicht, lehrreich und praktisch über Anwendung und Nutzen der Blutentziehungen aus. Offenbar gibt er in seiner klassischen Diktion die echtpraktische Quintessenz dessen, möchte ich sagen, was bis damals über diesen Gegenstand gedacht und gesagt worden war. Da vielleicht nicht allen Lesern der Orginaltext geläufig genug ist, so wird eine möglichst treue Verdeutschung hoffentlich nicht unwillkommen und unangemessen sein:

„Aderlassen ist nichts Neues *); aber dessen Anwendung in fast jeglicher Krankheit ist neu. Desgleichen ist es bei jungen Leuten und nicht schwangern Frauen etwas Altes; nicht so bei Kindern, alten Leuten und Schwangern; sintemal die Alten urtheilen, die Kindheit und das Alter kön-

---

*) Zur Vergleichung für klassisch gebildete Aerzte fügen wir den Text bei:

Sanguinem, incisa vena, mitti novum non est; sed nullum paene morbum esse, in quo non mittatur novum est †). *Item, mitti junioribus, et feminis uterum non gerentibus, vetus est: in pueris vero idem experiri, et in senioribus, et in gravidis mulieribus,*

---

†) Pruner und Schneider scheinen die Worte „*novum est*“ satirisch zu nehmen; aber mit Unrecht. Es geht aus dem Folgenden hervor, dass Celsus mit dem *novum est* keinen zweideutigen Sinn hat verbinden wollen. Man kann die Stelle satirisch benutzen; aber dem alten Römer muss man die Satire nicht unterschieben.

nen diess Heilverfahren nicht vertragen, und sich überzeugt hielten, dass es bei schwangern Frauen Abortus bewirke. Nachgehends aber lehrte die Erfahrung, dass nichts von dem gemeingültig sey, und der Heilkünstler sein Verfahren vielmehr nach andern Beobachtungen einzurichten habe. Denn es kommt nicht auf Alter und Schwangerschaft an, sondern auf die Kraft. Wenn daher ein junger Mann schwach, oder wenn ein nicht schwangeres Weib nicht bei Kräften ist, so ist der Aderlass unstatthaft, denn die etwa noch übrige Lebenskraft wird dadurch vollends abgetödtet. Starke Knaben hingegen, rüstige Greise und ein kräftiges schwangeres Weib können ohne Gefahr so behandelt werden."

---

vetus non est. Siquidem antiqui primam ultimamque aetatem sustinere non posse hoc auxilii genus judicabant, persuaserantque sibi, mulierem gravidam, quae ita curata esset, abortum esse facturam. Postea vero usus ostendit, nihil in his esse perpetuum, aliasque potius observationes adhibendas esse, ad quas dirigi curantis consilium debeat. Interest enim non quae aetas sit, neque quid in corpore intus geratur, sed quae vires sint. Ergo si juvenis imbecillus est, aut si mulier, quae gravida non est, parum valet, male sanguis mittitur: emoritur enim vis, si quae supererat, hoc modo erepta. At firmus puer et robustus senex, et gravidá mulier valens, tato sic curantur.

„Indess kann ein unerfahrner Arzt hierin gar sehr irren, weil in der Regel Kinder und Greise nicht sehr kräftig sind, und eine Schwangere nach der Kur noch Kräfte nöthig hat, nicht allein für sich, sondern auch zu Erhaltung der Frucht. Was aber Aufmerksamkeit und Klugheit erfordert, ist darum nicht gleich zu verwerfen, da die Kunst hauptsächlich darin besteht, nicht die Jahre zu zählen und nur auf die Schwangerschaft zu sehen, sondern die Kräfte zu schätzen, und daraus zu schliessen, ob Ueberschuss an dem vorhanden, was das Kind und den Greis und in einem Weibe zwei Personen erhält. Auch ist ein Unterschied zwischen einem kräftigen und einem fetten Körper, zwischen einem magern und einem schwachen. Die Magern haben mehr Blut, die

---

Maxime tamen in his medicus imperitus falli potest: quia fere minus roboris illis aetatibus subest; mulierique praegnanti post curationem quoque viribus opus est, non tantum ad se, sed etiam ad partum sustinendum. Non quidquid autem intentionem animi et prudentiam exigit, protinus ejiciendum est, cum praecipua in hoc ars sit, quae non annos numeret, neque conceptionem solam videat, sed vires aestimet, et ex eo colligat, possit necne superesse, quod vel puerum vel senem, vel in una muliere duo corpora simul sustineat. Interest etiam inter valens corpus et obesum; inter tenue et infirmum: tenuioribus magis sanguis, plenioribus magis caro abundat. Facilius

Fetten mehr Fleisch. Jene ertragen daher leicht eine solche Entziehung, wogegen diese schnell darunter leiden. Die Körperkraft wird daher besser nach den Blutadern, als nach dem äussern Ansehen geschätzt. Und nicht allein diess kommt in Betracht, sondern auch die Art der Krankheit, ob Ueberfluss oder Mangel an Säften schuld ist, ob sie verdorben sind oder rein. Denn fehlt es an Saftmasse oder ist sie unverdorben, so ist es unstatthaft; ist Ueberfluss derselben im Spiele oder Unreinheit, so gibt es kein besseres Hülfsmittel."

„Ein heftiges Fieber daher, wobei der Körper roth aussieht und die Blutadern strotzen, erfordert Blutentziehung; desgleichen Krankheiten der Eingeweide, Schlagfluss, Erstarrung oder Krampf

---

itaque illi detractionem ejusmodi sustinent; celeriusque ea, si nimium est pinguis, aliquis affligitur. Ideoque vis corporis melius ex venis, quam ex ipsa specie aestimatur. Neque solum haec consideranda sunt, sed etiam morbi genus quod sit: utrum superans, an deficiens materia laeserit; corruptum corpus sit, an integrum. Nam si materia vel deest, vel integra est, istud alienum est: at si vel copia sui male habet, vel corrupta est, nullo modo melius succurritur.

Ergo vehemens febris, ubi rubet corpus, plenaeque venae tument, sanguinis detractionem requirit; iterum viscerum morbi, nervorumque resolutio, et rigor, et distentio; quidquid denique fauces difficul-

der Nerven; ferner erstickende Beklemmung des Athems, plötzliche Sprachlosigkeit, jeder unerträgliche Schmerz, und wenn aus irgend einer Ursache innerlich etwas zerrissen oder verletzt ist; desgleichen schlechte Beschaffenheit des Körpers, und alle hitzige Krankheiten, wofern sie, wie gesagt, nicht aus Schwäche, sondern aus Ueberfüllung herrühren. Indess kann der Fall eintreten, dass die Krankheit es zwar erheischt, der Körper aber zu schwach dafür scheint; zeigt sich aber kein anderer Ausweg, und muss der Kranke sterben, falls ihm nicht durch ein Wagestück geholfen wird, so muss der gute Arzt unter solchen Umständen erklären, wie gar keine Hoffnung ohne Blutentziehung vorhanden, und gestehen wie misslich selbst diese, und dann erst, wenn darauf bestanden

---

tate spiritus strangulat; quidquid subito supprimit vocem; quisquis intolerabilis dolor est; et quacunque de causa ruptum aliquid intus atque collisum est; item malus corporis habitus, omnesque acuti morbi, qui modo, ut supra dixi, non infirmitate sed onere nocent. Fieri tamen potest, ut morbus quidem id desideret, corpus autem vix pati posse videatur: sed si nullum tamen appareat aliud auxilium, periturusque sit, qui laborat, nisi temeraria quoque via fuerit adjutus, in hoc statu boni medici est ostendere, quam nulla spes sit sine sanguinis detractione, faterique, quantus in hac ipsa metus sit, et tum demum, si exigetur, sanguinem mittere. De quo dubitare in

wird, Blut lassen. Darüber muss man unter solchen Umständen sich nicht bedenken; denn es ist besser ein zweifelhaftes Mittel zu versuchen, als gar keines. Und das muss besonders geschehen bei Apoplexie und plötzlicher Sprachlosigkeit, bei Erstickung drohender Bräune, wenn der erste Fieberanfall den Kranken zu sehr mitgenommen und ein ähnlicher zu befürchten steht, dem die Kräfte des Kranken nicht gewachsen zu sein scheinen."

„Obgleich aber vor der Kochung durchaus kein Blut gelassen werden soll, so gilt auch das nicht immer; denn man darf die Kochung nicht jedesmal abwarten. Ist daher Jemand von einer Höhe herabgestürzt, oder gequetscht worden, oder bricht auf einmal Blut, so muss er doch, wenn er auch kurz vorher gegessen hat, zur Ader lassen, damit die Säfte nicht stocken und dem Körper

---

ejusmodi re non oportet: satius est enim anceps auxilium experiri, quam nullum. Idque maxime fieri debet, ubi nervi resoluti sunt, ubi subito quis obmutuit; ubi angina strangulatur; ubi prioris febris accessio paene confecit; paremque subsequi verisimile est, neque eam videntur sustinere aegri vires posse.

Quum sit autem minime crudo sanguis mittendus, tamen ne id quidem perpetuum est: neque enim semper concoctionem res exspectat. Ergo si ex superiore parte aliquis decidit, si contusus est, si ex aliquo subito casu sanguinem vomit, quamvis paulo ante sumsit cibum, tamen protinus ei demenda materia est

schaden. Dasselbe gilt auch für andere Fälle, wo jähe Erstickung droht. Wenn es aber die Krankheitsumstände gestatten, dann mag es erst, wenn keine Rohheit mehr zu vermuthen ist, geschehen. Und daher scheint der zweite oder dritte Tag der Krankheit am geeignetsten dazu. So wie es aber bisweilen nöthig ist, am ersten Tage Blut zu lassen, so ist es nie gut, nach dem vierten Tage, da dann durch die Zeit selbst schon die Saftmasse erschöpft ist und den Körper verderbt hat, so dass die Blutentziehung ihn nur schwächen, aber nicht herstellen kann."

„Ist das Fieber sehr heftig, so ist das Blutlassen im Anfall selbst so gut, als den Menschen morden. Man muss daher die Remission abwarten: Lässt es nicht nach, wenn es die grösste Höhe

---

ne, si subsederit, corpus affligat. Idemque etiam in aliis casibus repentinis, qui strangulabunt, dictum erit. At si morbi ratio patietur, tum demum, nulla cruditatis suspitione remanente, id fiet. Ideoque ei rei videtur aptissimus adversae valetudinis dies secundus, aut tertius. Sed ut aliquando etiam primo die sanguinem mittere necesse est, sic nunquam utile post diem quartum est, cum jam spatio ipso materia exhausta est, et corpus corrupit; ut detractio imbecillum id facere possit, non possit integrum.

Quod si vehemens febris urget, in ipso impetu ejus sanguinem mittere, hominem jugulare est. Exspectanda ergo remissio est; si non decrescit, sed

erreicht hat, und ist keine Remission zu erwarten, dann muss die einzige, obgleich missliche, Gelegenheit nicht versäumt werden. In der Regel ist diese Kunsthülfe, wo sie noththut, auf zwei Tage zu vertheilen; denn es ist besser, den Kranken zuerst zu erleichtern und dann ihn vollends zu reinigen, als auf einmal durch Entziehung aller Lebenskraft ihn in Gefahr zu stürzen. Wenn das sogar bei Eiter- und Wasserentleerung zweckmässig ist, um wie viel zweckmässiger muss es nicht bei Blutentleerung seyn. Diese muss aber, wenn es wegen allgemeinen Körperleidens geschieht, am Arme Statt finden; wenn wegen eines einzelnen Theiles, an diesem selbst oder wenigstens so nahe als möglich, und, da man nicht überall Blut lassen kann, an den Schläfen, am Arme, an den Knö-

crescere desiit, neque speratur remissio, tunc quoque, quamvis pejor, sola tamen occasio non ommittenda est. Fere etiam ista medicina, ubi necessaria est, in biduum dividenda est; satius est enim, primum levare aegrum, deinde perpurgare, quam simul omni vi effusa fortasse praecipitare. Quod si in pure quoque aquaque, quae inter cutem est, ita respondet, quanto magis necesse est in sanguine respondeat? Mitti vero is debet, si totius corporis causa fit, ex brachio; si partis alicujus, ex ea ipsa parte, aut certe quam proxima: quia non ubique mitti potest, sed in temporibus, in brachiis, juxta tales. Neque ig-

cheln. Auch weiss ich wohl, dass Einige sagen, man müsse so entfernt als möglich vom leidenden Theile zur Ader lassen; denn so werde der Blutlauf abgeleitet, auf jene Weise aber zu ihm hingelockt. Aber das ist falsch; denn zuerst wird der nächstliegende Theil entleert, aus den entfernteren fliesst so lange Blut als man es laufen lässt; wird es gehemmt, so kommt keines, weil keines dahin gezogen wird. Doch scheint die Erfahrung gelehrt zu haben, dass bei Kopfverletzungen besser ist, am Arme Blut zu lassen, wenn die Schulter leidet, am andern Arm, weil, meine ich, falls etwas fehlschlägt, die schon kranken Theile leichter Schaden nehmen. Bisweilen leidet man auch das Blut, wenn es an einem Theile hervordringt, dadurch ab, dass man an einem andern zur Ader

---

noro, quosdam dicere, quam longissime sanguinem inde, ubi laedit, esse mittendum: sic enim averti materiae cursum; at illo modo in id ipsum, quod gravat, evocari. Sed id falsum est; proximum enim locum primo exhaurit; ex ulterioribus autem eatenus sanguis sequitur, quatenus emittitur; ubi is suppressus est, quia non trahitur, ne venit quidem. Videtur tamen usus ipse docuisse, si caput fractum est, ex brachio potius sanguinem esse mittendum; si quod in humero vitium est, ex altero brachio; credo, quia, si quid parum cesserit, opportuniores eae partes injuriae sunt, quae jam male habent. Avertitur quoque interdum sanguis, ubi alia parte prorumpens,

lässt; denn es hört auf zu fliessen, wohin es nicht soll, wenn man seinen Lauf dahin hemmt und ihm einen andern Weg bahnt.“ —

„Die Ader muss man in der Mitte öffnen, und auf die Farbe, so wie auf die Beschaffenheit des aus ihr strömenden Blutes achten. Denn, wenn es dick und schwarz ist, so taugt es nicht, und seine Entleerung ist darum gut; ist es roth und durchsichtig, so ist es rein, und das Blutlassen dann nicht allein nicht nützlich, sondern eher schädlich, und alsbald davon abzustehen. Doch das kann dem Arzt nicht begegnen, welcher weiss, wo zur Ader gelassen werden muss. Häufiger ist der Fall, dass das Blut am ersten Tage in einem fort schwarz fliesst, trotzdem muss man die Ader schliessen, wenn genug geflossen ist, und

---

alia emititur: desinit enim fluere qua nolumus, inde objectis quae prohibeant, alio dato itinere. — —

Incidenda ad medium vena est: ex qua cum sanguis erumpit, colorem ejus habitumque oportet attendere. Nam si is crassus et niger est, vitiosus est; ideoque utiliter effunditur: si rubet et pellucet, integer est, eaque missio sanguinis adeo non prodest, ut etiam noceat; protinusque is supprimendus est. Sed id evenire non potest sub eo medico, qui scit, ex quali corpore sanguis mittendus sit. Illud magis fieri solet, ut aeque niger assidue primo die profluat: quod quamvis ita est, tamen si jam satis fluxit supprimendus est; semperque ante finis facien-

immer eher als Ohnmacht eintritt. — Wird nun das Blut am ersten oder am zweiten Tage, nachdem es zuerst dick und schwarz geflossen, roth und hell, so ist genug entzogen, und das übrige ist rein: darum muss der Arm sogleich verbunden werden und es bleiben, bis die Narbe fest ist, was bei Blutadern schnell geschieht." —

Kein praktischer Arzt wird die Wichtigkeit der angeführten Stelle verkennen, wenn er auch nicht alle Vorschriften des alten Celsus zu unterschreiben geneigt seyn sollte, und wenn auch Manches zu unbestimmt und allgemein ausgedrückt ist, und das Blutlassen bei der Kachexie grosse Einschränkungen leiden dürfte. So viel aber scheint mir gewiss, dass wir die meisten Regeln und Kautelen beim Aderlass, welche Celsus gibt, noch heutiges Tages sehr gut benutzen können, und die Warnung vor zu arger Blutverschwendung ist ohne Zweifel ein Wort zu seiner Zeit; denn wahrlich manche Aerzte gehen mit dem purpurnen Lebens-

---

dus est, quam anima deficiat. — Sive autem primo, sive secundo die sanguis, qui crassus et niger initio fluxerat, et rubere et pellucere coepit, satis materiae detractum est, atque quod superest, sincerum est; ideoque protinus brachium deligandum, habitumque ita est, donec valens cicatricula sit, quae celerrime in vena confirmatur. —

De medicina Lib. II cap. 10.

quell nicht anders um, als wie mit Spielicht oder Kofent.

Aretaeus aus Kappadocien, einer der ausgezeichnetsten Aerzte des Alterthums, der im ersten Jahrhundert nach. Chr. Geb. lebte, liess in allen entzündlichen Krankheiten dreist zur Ader, sparsamer in chronischen, und wählte dazu immer die von dem leidenden Theile entferntesten Blutgefässe. Er soll zuerst die Quantität des abzulassenden Blutes auf ein ganzes oder halbes Pfd. (*ad heminam* oder *heminae dimidium*) bestimmt haben; in der That ein ziemlich allgemein gültiges Maass, was, leider, jetzt nur gar nicht beachtet wird. Am liebsten lässt man jetzt das Blut bis zur Ohnmacht fliessen, oder bis keines mehr im Körper vorhanden.

Galen aus Pergamus, im zweiten Jahrhundert nach Chr. Geb., unstreitig der gelehrteste und vielseitigste Arzt des Alterthums, hatte eine grosse Vorliebe für den Aderlass als Heilmittel, und übte eine Verschwendung des Blutes, die bei der über tausend Jahr bestandenen Herrschaft seiner Grundsätze nicht immer Gutes gestiftet hat. Galen liebte auch die prophylaktischen Aderlässe, obgleich er den Missbrauch derselben selbst tadelte. Die Lehre von der Revulsion hat er besonders kultivirt, die örtlichen Blutentziehungen mittelst Blutegel warm empfohlen, und sogar eine besondere Abhandlung „*de hirudinibus, revulsione, cucurbitula et scarificatione*" geschrieben.

Nach Galen, wo die selbstdenkenden Aerzte immer seltner wurden, und die dumpfe Nacht des Mittelalters sich auf das europäische Menschengeschlecht nach und nach zu lagern anfing, ist bis zum sechzehnten Jahrhundert hin, wenig Selbstständiges über die Venäsektion bei den Schriftstellern zu finden, obgleich Caelius Aurelian, Antyllus, Oribasius, Aëtius, Alexander Trallianus, Paullus Aegineta noch manche praktische Winke geben. So z. B. heisst es einmal beim Caelius Aurelian: „*Est phlebotomia adjutorium vires amputans*,“ ein anderes Mal: „*Phlebotomia a jugulatione non differt, si vexatis viribus adhibetur* *).“ — Paul von Aegina war es, welcher die Arteriotomie bei heftigen Augenentzündungen, besonders wenn schwarzer Staar sich damit zu kompliciren drohete, versuchte.

Der arabische Arzt Arrasi oder Rhazes im zehnten Jahrhundert, ohne Frage ein für sein Zeitalter ausgezeichneter und heller Kopf, zeigt von praktischer Erfahrung, wenn er vor der übertriebenen antiphlogistischen Behandlung und vor Schwächung der Lebenskraft durch unsinniges Aderlassen warnt. So soll z. B. selbst gegen den Seitenstich bei gesunkenen Kräften kein Blut gelassen werden, woran man auch noch heut zu Tage man-

*) S. Acut. *Lib. I. cap.* 10 und 17.

chen Praktiker erinnern könnte, wenn man an von Grossi's tragisches Ende denkt. Sehr genau und umsichtig erwägt Rhazes die Nothwendigkeit und den Nutzen des Aderlassens bei den Pocken, und selbst seine Distinktion zwischen wirklicher Vollblütigkeit und Vollsaftigkeit ist nicht zu verwerfen. Uebrigens war er durchaus nicht blutscheu, und kein Lebensalter verbot nach ihm absolut den Aderlass, so dass er unter Umständen selbst bei Kindern das Blut nicht schonte. Nur den Aderlass bis zur Ohnmacht billigte er nicht, und zog öftere, kleinere Blutentziehungen vor.

Der bekannte Fürst der Aerzte, Avicenna oder Ebn Sina, der nach Aristoteles und Galen im Mittelalter am meisten galt, und dessen Schriften von orientalischer Spitzfindigkeit strotzen, wollte auch bei entzündlichen Krankheiten das Stadium der Kochung abgewartet wissen; denn der Aderlass sey nur ein ausleerendes, kein die Krise förderndes Mittel. Obgleich Avicenna's Ansicht nicht so durchaus falsch ist, so wird die praktische Folgerung, die er daraus gezogen, doch oft misslich und bedenklich. Der alte Celsus urtheilte offenbar darüber richtiger, wenn er bei der Regel, die Kochung oder Verdauung abzuwarten, die Einschränkung macht: *„neque enim semper concoctionem res exspectat.“* Wenn man z. B. bei einer heftigen Lungenentzündung die *sputa cocta* abwarten wollte, ehe man zum Aderlass schreitet, so würde mancher Peripneumonische das *stadium coctionis* gar nicht erleben.

Als sich im elften Jahrhundert die abendländische Geistlichkeit der praktischen Medizin bemächtigte, wurde die Venäsektion alsbald mit furchtbarer Liberalität gehandhabt. Schon im zehnten Jahrhundert hatte sich Ludwig der Fromme veranlasst gesehen, der Aderlasswuth durch förmliche Edikte Grenzen zu setzen, und z. B. den Mönchen von Pontoise nur einen sechsmaligen Aderlass des Jahres zu gestatten. — Die häufigen Aderlässe, welche die Stifter der Mönchsorden den Klostergeistlichen zur Regel machten, hatten wohl einen natürlichen Grund; sie sollten die trägen und dabei schlemmenden Mönche vom schädlichen Ueberflusse der Säfte befreien und ihnen vielleicht auch das Gelübde der Keuschheit erleichtern. Diese diätetische Maassregel wurde *Imminutio* genannt und wenigstens, z. B. nach der Ordensregel der Karthenser vom Jahr 1109 fünfmal des Jahres vorgenommen. Man kann leicht denken, dass die mönchischen Aerzte, welche ihr eignes Blut so wenig schonten, das der Kranken, die ihnen in die Hände fielen, noch weniger gespart haben werden. Als aber im vierzehnten Jahrhundert die Ausübung der Arzneikunst den Geistlichen von Pabst Bonifacius VIII. untersagt wurde, und das Amt der Bader sich des Schneppers bemächtigte, war die Kunst und das Wohl der Kranken auch nicht viel besser bestellt. Statt einer vernünftigen, aus der Art der Krankheit und der Körperbeschaffenheit des Kranken entlehnten Indikation, galten im Mittelalter astrologische Träumereien, gute und böse Konstellationen, wornach die dem Aderlasse günstigen und ungünstigen Tage im Kalender bezeichnet wurden.

Erst mit Peter Brissot, aus Poitou gebürtig (geb. 1478, gest. 1522), einem gelehrten, echt hippokratischen Arzte, ging für die Lehre vom Aderlass eine neue, bessere Zeit an. Bis auf ihn galt nämlich grösstentheils der arabische Grundsatz, die Ader so entfernt als möglich vom leidenden Theile zu öffnen, z. B. bei der Pleuresie am Fusse. Brissot lehrte (1511) auf Hippokrates gestützt, das Gegentheil, und vertheidigte seine Meinung mit Scharfsinn und Gelehrsamkeit in seiner:

„*Apologia de incisione venae in pleuritide,*"

die zu den heftigsten Streitschriften Anlass gab, und ihrem Verfasser so viel Hass und Verfolgung zuzog, als wenn es sich um einen katholischen Glaubensartikel handelte. Ja, nach seinem Tode gingen die Gegner seiner Lehre so weit, Kaiser Karl V. zur Entscheidung ihres Streites aufzufordern, weil Brissots Ketzerei mindestens eben so gefährlich für die kranke Menschheit, als Luthers Abtrünnigkeit für die Kirche sey; und wäre nicht gerade ein natürlicher Sohn Karls V. an einer, nach der alten arabischen Weise behandelten, Pleuresie gestorben, so möchte es ihnen vielleicht gelungen seyn, ein Interdikt gegen die *Venaesectio revulsiva* zu Gunst der *derivativa* zu erwirken. So aber sahen sich Brissots Gegner gezwungen, ihren Meinungskampf mit eignen Kräften zu führen, in welchem sie freilich erst nach beinahe hundert Jahren völlig unterlagen, nachdem immer mehr Aerzte von den arabistischen Spitzfindigkeiten abgefallen waren.

Nach der Mitte des sechzehnten Jahrhunderts war es übrigens, dass der Aderlass anfing, aufs entsetzlichste gemissbraucht zu werden, wozu der Piemontese Leonardus Botallus hauptsächlich mitwirkte. Er trieb die Verschwendung des Blutes aufs Aeusserste, und nach seinem 1577 erschienenen Buche:

„*De curatione per sanguinis missionem*"

gibt es fast keine Krankheit und keine Körperbeschaffenheit, wo nicht Blut entzogen werden kann und muss. Selbst gegen Dyskrasie der Säfte, gegen hartnäckige Quartanen, beim Zehrfieber und bei der Wassersucht hielt er Blutlassen sowohl für nützlich als für nothwendig; eine gefährliche Lehre, wenn man bedenkt, dass alle diese Krankheitszustände höchstens ausnahmsweise den Aderlass indiciren und rechtfertigen, und wie viel praktische Erfahrung dazu gehört, hier das rechte Maass zu treffen. In der Pest empfahl er den Aderlass unbedingt, und erzählt ein Beispiel, wo ein gewisser Capluanus, trotzdem, dass ihm innerhalb 24 Tagen zehn Pfd. Blut abgezapft wurden, doch nicht starb *). Im 29. und 30. Kapitel seines merkwürdigen Traktats wird gesagt, dass Galen zu Zeiten sechs Pfd. Blut auf einmal entzogen; das habe er indess nie gewagt, bei starken Männern jedoch manchmal drei Pfd. zuerst und nach 6 bis acht Stunden nochmals zwei Pfd. Blut gelassen. Sein Bruder in Piemont, der ihm die eitele und kindische Furcht vor dem Blutlassen abgelehrt, habe oft 4 bis 5 Pfd. Blut auf einmal, zu grossem Nutzen der Kranken, entzogen.

Ursprünglich scheint aber der Missbrauch des Aderlassens, wie Crato von Kraftheim berichtet, von Spanien ausgegangen zu seyn, wo sehr viele Aerzte ohne dringende Indikation, z. B. in rheumatischen Fiebern, das Blut zu ganzen Pfunden abzapften **). Von Spanien aus, dessen Herrschaft damals so ausgedehnt war, konnte sich daher dieser Missbrauch leicht über Italien, Frankreich und Deutschland verbreiten; wie es denn auch geschah. Es ist eine bekannte Geschichte, dass Ludwig XIII. in einem Jahre von seinem Leibarzte Bouvard 47 Mal zur Ader gelassen wurde, abgerechnet 215 Brech- und Abführungs-

---

*) S. *Cap. VII. In peste, an sanguinis missio utilis?*

**) S. *Epistol. Lib. II.* pag. 243.

mittel und 312 Klystiere. Aber Guy Patin, der diese Geschichte erzählt, liess selbst in der Gicht drei bis vier Mal zur Ader, um den Schmerz zu stillen; denn Blutlassen sey das trefflichste *Anodynum* *). Seinen eignen drei Monate alten Sohn, der an dem 1644 in Paris grassirenden Keichhusten litt, liess er zur Ader; aber nicht, weil er, wie Desruelles, den Keichhusten für Bronchitis hielt, sondern wegen der Ablagerung seröser und roher Feuchtigkeiten auf die Lungen **). Diess diene zum Beweise, wie man bei ganz verschiedenen Theorien zu demselben praktischen Verfahren gelangen kann, und immer *lege artis*. — Er tadelt die Deutschen, und nämentlich Sennert, bitter, wegen ihrer Hämatophobie. Nun, sie haben das Versäumte redlich nachgeholt; Guy Patin, wenn er wieder aufstände, würde ohne Zweifel zufrieden seyn. Aber man war auch in Deutschland zu damaliger Zeit gar nicht so karg mit Blutentziehungen, trotzdem dass van Helmont (geb. 1577, gest. 1644) sehr gegen das häufige und starke Aderlassen eiferte; denn diesem zufolge entspringt und liegt die Krankheit nicht im Blute, sondern sie entsteht aus einem Zorn oder Irrthum des Archaeus.

---

*) S. Schneiders Hämatomanie u. s. w. pag. 75.
**) S. Ebendaselbst.

In van Helmonts Fusstapfen trat der Iatrochemiker de le Boe Sylvius (geb. 1614, gest. 1672), der Vermöge seiner chemischen Ansichten nur an Verdünnung und Reinigung der Säfte dachte. Der Aderlass konnte daher als Heilmittel nicht sehr bei ihm in Betracht kommen; denn weder die sauere, noch die alkalische Beschaffenheit des Blutes und der übrigen Säfte liess sich damit mildern oder heben. Die Blutentziehungen suchte Sylvius und sein Anhang zudem noch durch möglichste Verdünnung des Bluts entbehrlich zu machen, wozu Cornelius Bontekoe unter andern den damals noch nicht so allgemein bekannten und gebrauchten Thee, zu 100 bis 200 Tassen täglich, empfahl, wofür ihm die dankbare ostindische Kompagnie eine Prämie zuerkannte *).

Um dieselbe Zeit aber fand die Venäsektion an dem berühmten Sydenham einen mächtigen Protektor. Er wendete sie in fast allen Krankheiten an, obgleich er eine schwächliche Leibesbeschaffenheit als Kontraindikation nicht verkannte, und das übertriebene Aderlassen sogar missbilligte. Wie gross aber und wie ehrenwerth auch Sydenham als Arzt für jede Zeit dastehen mag; so lässt sich doch nicht in Abrede stellen, dass er

---

*) S. *Blumenbach, Introductio in hist. med. literariam* pg. 283 und 284.

die Indikation zur Blutentziehung bisweilen zu sehr urgirt hat. Das ist z. B. offenbar beim hitzigen Rheumatismus der Fall, den er fast nur mit viermaligem Aderlass geheilt haben will, und wo er doch selbst gestehen muss, dass die Kranken dadurch bisweilen in eine missliche Schwäche gestürzt werden, die ihnen Jahre lang nachhängt *). Noch so unpartheiisch erwogen, und selbst zugegeben, dass die epidemische Konstitution damals sehr entzündlich gewesen, so kann man Sydenham doch schwerlich von einer zu weit getriebenen Vorliebe für den Aderlass ganz freisprechen, obgleich gerade diese Vorliebe zu seiner Zeit, wegen des häufigen Missbrauchs erhitzender und reizender Mittel in akuten Krankheiten ihr Gutes gehabt haben mag.

Am furchtbarsten aber nahm nach der Mitte des siebzehnten Jahrhunderts der Missbrauch des Aderlasses in Frankreich überhand, wo sich der Puls kaum regen durfte, ohne nicht alsbald mit zehn- bis zwölfmaligem Aderlass zur Ruhe ge-

---

*) „*In rheumatismi vero curatione saepenumero mihi subiit tecum dolere, quod nonnisi ingentis sanguinis vi, repetitis venaesectionibus educta, ea possit perfici; unde non tantum aegri vires pro tempore franguntur, sed si paullo fuerit natura debilior, aliis etiam morbis ad annos aliquot obnoxior fere redditur.*“ — *Epist. responsoria I. Edit. Kühn* pg. 278.

bracht zu werden; und welche andere Gründe auch Molière's Erbitterung auf die Aerzte gehabt haben mag, die satyrische Geissel hat er mit Recht gegen ein Verfahren geschwungen, das mit Blutlassen, Purgiren und Klystieren anfing und aufhörte, und wo ein Hämatomane, dem trotz alles Aderlassens viele Pockenkranken starben, auf die Vorstellungen, die man ihm darüber machte, kaltblütig antwortete: „thut nichts, die Pocken müssen sich an das Aderlassen gewöhnen *)."

Die drei grossen Systematiker in der ersten Hälfte des achtzehnten Jahrhunderts, Boerhaave, Fr. Hoffmann und Stahl, predigten im Ganzen Schonung des Bluts, wenn gleich ein Jeder nach seinen besondern theoretischen Gründen. Man kann ihnen aber deswegen keine Blutscheu vorwerfen; sie würdigten die Nothwendigkeit und den Nutzen des Aderlasses bei wirklichen entzündlichen Krankheiten und wahrer Plethora, wenn die Fieberbewegung sich zu stürmisch anliess und die zu grosse Menge des Blutes Stockung oder Paralyse drohete; aber sie warnten vor dem wiederholten Blutlassen in fieberhaften Krankheiten, und mit Recht tadelte Hoffmann die häufigen Gewohnheitsaderlässe zu gewissen Zeiten ohne dringende Indikation.

---

*) S. Schneider a. a. O. pg. 95.

Noch einmal erneuerte sich von 1720—1740 die alte Fehde über Revulsion und Derivation, ohne dass die darüber gewechselten Streitschriften die beiden Partheien einander genähert hätten, und zu bemerken wäre aus dieser Periode nur der entsetzliche Missbrauch, welchen französische Aerzte bei der Pest in Marseille (1721) mit den revulsivischen Aderlässen am Fusse trieben, wegen der gefährlichen Blutüberfüllung des Gehirns. — Da trat glücklicherweise in Frankreich Bordeu auf (geb. 1721, gest. 1771) und suchte durch eine naturgemässere, wenn auch nicht in allen Theilen richtige Einsicht in die Oekonomie des Körpers der herrschenden Blutverschwendung ein Ziel zu setzen. Er wies die Wichtigkeit des Blutes für die Lebenskräfte der festen Theile nach, wie deren Wärme und Reizbarkeit dadurch bedingt werde, und wie nachtheilig daher eine unzeitige und übermässige Blutentziehung ausfallen müsse. Besser als durch Aderlass lasse sich durch knappe Diät und körperliche Thätigkeit der Vollblütigkeit und der Versetzung des Bluts, so wie seinem Andrange nach edleren Organen vorbeugen. Wenn auch wahre Plethora allerdings Aderlass indicire, so liege doch nicht jeder Kongestion eine solche zu Grunde, sondern sey oft nur die Folge eines krankhaften und schwächlichen Zustandes der betreffenden Organe, und nicht selten z. B. entstehe Kongestion nach Kopf und Brust nicht sowohl durch eigne Plethora oder Plethora des Unterleibes, als vielmehr durch krankhafte Affektionen des letzteren, der Nieren oder der Blase, die nicht von Ueberfüllung oder Anstauung herrühren. — Auch gegen Fieber und Entzündung solle man nicht gleich zur Lanzette greifen, wobei sich Bordeu grösstentheils auf die Lehre der Alten von Rohheit, Kochung und kritische Ausscheidung des Krankheitsstoffes stützt. Wenn nun auch diese Ansicht manche Einsprüche zulässt, so muss man Bordeu doch einräumen, dass in der That dem mit der Krankheit kämpfenden Körper die Kräfte nicht über Gebühr entzogen werden müssen, soll er anders jenen Kampf glücklich und ohne Nachwehen bestehen. Etwas paradox, obgleich nicht so durchaus falsch, möchte die Behauptung seyn, dass ein der Entzündung angemessenes Fieber das beste, kühlende Zertheilungsmittel sey: denn „*rafraîchir c'est résoudre, or la resolution c'est l'ouvrage de la fièvre.*“ — Aehnliche Ansichten nährte sein Zeitgenosse Lepecq de la Cloture, der selbst den Aderlass bei Lungenentzündungen beschränkt wissen wollte, besonders wenn sie katarrhalischer oder gastrischer Natur seyen.

In England dagegen hielten ausgezeichnete Aerzte, wie Bringle und Grant, an Sydenhams antiphlogistischer Methode; bis William Cullens dynamische und solidarpathologische Theorie das allgemeine und unbedingte Blutlassen in fast allen Krankheiten theils für unnütz, theils für nachtheilig erklärte. Nur bei wirklich entzündlichen Fiebern, bei der eigentlichen Synocha und bei innern Entzündungen sey die Venäsektion indizirt; aber auch da mit Vorsicht, um nicht durch zu grosse Ausleerung die auf die Entzündungsperiode folgende Schwäche zu vermehren.

In Deutschland war es besonders de Haen, der den Blutentziehungen vielleicht zu sehr das Wort redete, und durch sein Beispiel nachtheilig auf die deutschen Aerzte, besonders der Wiener Schule wirkte. De Haen kurirte fast alle fieberhafte Krankheiten mit Aderlass und diluirenden Getränken; selbst in den sogenannten faulichten Fiebern, in jedem Stadium der Pocken, bei der Pest liess er Blut. — Sein Zeitgenosse Stoll, welcher nach dem Beispiel des Hippokrates und Sydenham hauptsächlich auf die epidemische Konstitution Rücksicht nahm, huldigte desgleichen eine Zeitlang mit Vorliebe der antiphlogistischen Methode, bis er späterhin, wegen veränderter Konstitution, überall gastrische Krankheiten sah, und alles Heil in Brechen und Abführen suchte. Es ist nun nicht zu leugnen, dass kosmische und tellurische Einflüsse die Krankheiten allgemein und individuell zu verschiedenen Zeiten anders modificiren; aber darin fehlen viele Aerzte, und darin haben vielleicht selbst Sydenham und Stoll gefehlt, dass sie jeden einzelnen Krankheitsfall zu strenge der angenommenen epidemischen Konstitution unterordneten und demgemäss nicht immer die besonderen individuellen Krankheitsumstände und die Persönlichkeit des Kranken ins Auge fassten, sondern nur den präsumtiven Krankheitscharakter vor Augen hatten, und behandelten. — Glücklicherweise setzten in den 80er und 90er Jahren des vorigen Jahrhunderts drei berühmte Aerzte, Joh. Peter Frank, A. G. Richter und S. G. Vogel durch Lehre und Beispiel dem Missbrauch des Aderlasses wieder einige Gränzen; denn arg war es damals ohne Frage, indem blos zu Erhaltung der Gesundheit, ohne alle wahre Indikation, viele Menschen vierteljährig und noch öfter nach Gutdünken Blut liessen. Es ging zu jener Zeit mit dem Aderlass, wie jetzt mit den Blutegeln, die sich Layen gegen Zahnschmerz, Kopfschmerz, Brustschmerz, Leibschmerz u. s. w. höchst eigenhändig verordnen und anlegen, weil sie leider zu einem Modeartikel in der ärztlichen Praxis geworden sind; und die Gewohnheit- und Lieblingsmittel der Aerzte werden sehr bald die der nachäffenden Layen. Das erste und letzte Mittel, was jetzt die Kranken und ihre Angehörigen dem Arzte vorschlagen, sind Blutegel, und wer heut zu Tage ohne Aderlass und Blutegel besser wird, ist *contra legem artis* genesen und hätte eigentlich gar nicht besser werden sollen. Der Arzt aber, welcher Fieber und chronische Krankheiten ohne diese beiden unentbehrlichen Mittel zu heilen sich unterfängt, ist ein

Stümper und hat von dem tiefen Geheimniss der allgemeinen Entzündung des Menschengeschlechts und seiner Organe, dem Grund- und Urtypus aller Krankheiten, nichts begriffen.

Als in den 80er Jahren, besonders in Wien, die Aderlasswuth aufs Höchste gestiegen war, da trat zuerst Werniczeck (1783) dagegen auf, und suchte haltbare und sichere Regeln über Anwendung und Nichtanwendung des Aderlasses geltend zu machen *). Noch kräftiger aber (1791) der Veterinairarzt Wollstein, welcher den Aderlass als Mordmittel bezeichnete, und ihn fast ganz aus der Therapie zu verdrängen suchte **). So zeitgemäss aber auch Wollsteins Schrift war, so ging er doch offenbar zu weit und schüttete das Kind mit dem Bade aus, wodurch er natürlich arge Blössen gab und seinen Gegnern die Widerlegung sehr leicht machte. Gegen ihn schrieb hauptsächlich Sallaba ***), ein Schüler und An-

---

*) S. Dessen: *Regulae venaesectionis secundum ipsas morborum causas effectrices, ad suam medendi normam dispositae. Vindob.* 1783.

**) S. Dessen: Anmerkungen über das Aderlassen bei den Menschen und den Thieren. Wien 1791.

***) Galen vom Aderlassen gegen den Erasistratus. Uebersetzt und mit Anmerkungen versehen von Dr. M. v. Sallaba. Wien 1791. Die Anmerkungen aber sind die Hauptsache.

hänger Stolls, zwar nicht ohne Gelehrsamkeit, aber auch nicht ohne gefährliche Einseitigkeit, indem er den Begriff von Entzündung so weit ausdehnte, dass jede krankhafte Reizbarkeit hineinpasst, und den Aderlass nicht allein rechtfertigt, sondern erheischt. — Philosophischer und unbefangener erörterte dagegen der nachmals durch seine Schädellehre so berühmt gewordene Gall die Streitfrage von wahrer und falscher Indikation zum Blutlassen, indem er es mehr als indirektes, denn als direktes Heilmittel betrachtet wissen will, das bei wirklich vorhandener Plethora der Natur gleichsam nur freie Hand verschafft, den Kampf mit der Krankheit siegreich zu bestehen*). — Einseitig dagegen ist Metzlers Geschichte des Aderlasses; denn sie trägt nur zu sichtlich den Stempel einer Hämatophobie, die am bald um sich greifenden Brownianismus eine nur zu feste Stütze fand, und bis ins zweite Decennium des jetzigen Jahrhunderts hinein die Mehrzahl der Aerzte beherrscht hat.

Die gefährliche Einseitigkeit der Brownschen und Röschlaubschen Lehre, so verführerisch auch ihre scheinbare Einfachheit war, konnte sich indess am Krankenbette nicht lange halten.

---

*) S. Dessen: Philosophisch-medizinische Untersuchungen über Natur und Kunst. Wien 1792.

Der Instinkt der kranken Natur, die sprechenden Symptome, besonders akuter Krankheiten, lehnten sich gegen die überall vermuthete Asthenie und die dadurch indicirte reizende Behandlung zu sichtbar auf, und so günstig war der Erfolg der Brownianer und Erregungsjünger nicht, um die Aerzte und die Kranken mit den unverkennbaren Widersprüchen auszusöhnen. Eben so wenig vertrugen sich mit den krass dynamischen Theorien die glänzenden Fortschritte der Physiologie und der pathologischen Anatomie, welche nur zu einleuchtend nachwiesen, dass es bei der Pathologie auf etwas mehr und anderes ankomme, als auf Sthenie und Asthenie, und daher auch bei Therapie auf etwas mehr und anderes, als auf schwächen und stärken. Aber die dynamische Richtung, welche der Geist der Aerzte einmal genommen hatte, ging mit der Bestattung der Brownschen Theorie nicht mit zu Grabe; die Mehrzahl behielt die Sache bei, nur unter anderer Form. Statt der Sucht überall Asthenie zu sehen, riss die entgegengesetzte ein, überall Sthenie zu sehen. Ist nun Asthenie, der dadurch indicirten Behandlung zufolge, nichts Anderes, als was man sonst Nervenschwäche nannte, und hingegen Sthenie nichts Anderes, als was man jetzt Phlogosis, Entzündung nennt; so begreift man wie der Uebergang von der asthenischen zur sthenischen Ansicht oder, wenn ich mich so ausdrücken darf, vom positiven zum negativen Brownianismus, zum Extrem der antiphlogistischen Behandlung und besonders der Blutentziehungen führen musste.

So darf es daher nicht Wunder nehmen, wenn Vieusseux in seiner Schrift vom Aderlass (1815) diesen wiederum für die meisten Krankheiten in Anspruch genommen hat, und dessen Indikation sowol als dessen Heilsamkeit über die Maassen ausdehnt *). Gehen wir das Verzeichniss von Krankheiten durch, die nach Vieusseux Blutentziehung erlauben und erfordern, und finden wir darunter auch Hysterie, Epilepsie, Chorea, Keichhusten, Zahnschmerz, Gesichtsschmerz, Wassersucht, Hektik und Eiterschwindsucht, so gibt es nur äussert wenige oder gar keine Krankheiten, wo wir nicht getrost und dreist zur Lanzette greifen könnten. Am bedenklichsten aber möchte seine zu liberale Empfehlung des Aderlasses in chronischen Krankheiten überhaupt seyn; denn wie leicht kann man nicht durch zweideutige Symptome veranlasst werden, die chronischen Krankheiten aus schleichender Entzündung irgend eines Organs zu erklären; ja, was noch schlimmer ist, gesetzt dem sey so, welch ein missliches Mittel bleibt nicht trotzdem der Aderlass, und wie leicht verleitet nicht eine temporaire

*) *De la saignée et de son usage dans la plûpart des maladies, par G. Vieusseux.* Paris 1815, übersetzt von Klose. Breslau 1819.

Erleichterung zum zweiten und dritten, bis die Kräfte zu einer vielleicht noch möglich gewesenen gründlichen Wiederherstellung vollends erschöpft sind? Dem Hektischen, der so oft an Kongestionen nach dem Kopfe, nach der Brust und dem Unterleibe leidet, kann man durch eine Venäsektion freilich momentane Abhülfe seiner Beschwerde verschaffen, aber ohne Frage auf Kosten seiner so schon gestörten und geschwächten Assimilation und seiner so schon gebrochenen Lebenskraft.

Am furchtbarsten aber hat die Broussaissche Theorie in der neuesten Zeit die antiphlogistische Behandlung und namentlich die Anwendung der Blutegel gehandhabt. Wie sie dazu gekommen, wird klar, wenn man weiss, dass sie jedes Erkranken von ursprünglich örtlicher Reizung, von Entzündung eines einzelnen Organs und hauptsächlich des Herzens und des Magens herleitet. Wo wären nach solcher Krankheitstheorie nicht Blutegel indicirt, und wie dürfte man sich wundern, dass im Hôtel Dieu, wo Broussais gebietet, in jedem Krankensaal täglich durchschnittweise 400 Blutegel gebraucht werden? Was Audin-Rouvière, ein ehrenwerther Veteran, von dieser Blutegelsucht der Broussaiisten erzählt *), übersteigt allen Glauben, und würde das Einschreiten der obrigkeitlichen Be-

*) *Plus de Sangsues! par Audin-Rouvière, Médecin-consultant etc.* Paris 1827.

hörde fast rechtfertigen. Ein Dr. Frappart verordnete einem Kranken im Verlauf einer einzigen Krankheit, welche mit dem Tode endete, nicht mehr als 1800 Blutegel. Ein anderer Arzt liess den Redakteur des *Drapeau blanc*, Herrn Martainville, 500 Blutegel an seine von Gicht geschwollenen Finger legen, wornach Gicht Gicht blieb. Sechszig bis achtzig Blutegel zur Zeit, ist ein gewöhnliches Quantum bei kleinen Unpässlichkeiten, die kaum den Arzt, viel weniger Blutegel erfordern. Bekanntlich hat auch die Blutegelverschwendung den Vorrath dieser Thiere in Frankreich seit Jahren schon so erschöpft, dass sie mit Extrapost aus dem fernsten Auslande herbeigeschafft werden müssen, wofür es denn auch in Paris eine „*Maison de commerce pour les sangsues étran-„gères*“ gibt.

Leider hat diese arge Blutegelei auch in Deutschland, von ähnlichen phlogistischen Ansichten begünstigt, ihre Nachahmer gefunden, und es darf sich keine Schmerzempfindung irgendwo rühren, so werden Blutegel zu Dutzenden und zu wiederholten Malen angelegt. Klagt der Kranke über Schmerz im Unterleibe, wenn man ihm denselben weidlich durchknetet und die Fäuste bis an die gegenüberliegende Wirbelsäule hinein bohrt; so wird als radikales Mittel ein halbes oder ganzes Schock Blutegel auf den Leib geworfen, worauf der Schmerz verschwindet oder nicht verschwindet. Im ersteren

Fall freut man sich der scharfsichtigen Diagnose, im letzteren mehr Blutegel. Kurz, man irrt sich nie, und die Sektion bestätigt sehr oft, wie nothwendig die Blutegel gewesen, obgleich sie den Kranken nicht gerettet haben.

Nirgends aber ist vielleicht die dynamische Theorie Browns verderblicher umgekehrt worden als in Italien durch den *Contrastimulus* des Rasori und Tomassini. Da zufolge dieser Lehre die Diathesis *di stimulo*, oder der sthenische Krankheitscharakter am häufigsten vorkommt, und sogar mehr den chronischen als den akuten Leiden vindizirt wird; so kann man denken, zu welch einem entsetzlichen Missbrauch des Aderlasses die krassen Anhänger der genannten Männer dadurch gelangt sind. Was Wagner und Otto als Augenzeugen von dem Verfahren Tomassini's und Borda's in dem Klinikum zu Bologna und Pavia berichten, übersteigt allen Glauben, und liefert eine furchtbare Bestätigung der Worte Schillers: dass der Mensch in seinem Wahne der schrecklichste der Schrecken ist. Man denke, dass z. B. einem Wechselfieberkranken, der durch 14 in kurzer Zeit verordnete Aderlässe schon ganz erschöpft war, und im *Stadio colliquativo* eines hektischen Fiebers dalag, noch einmal reichlich Blut entzogen ward, worauf er denn freilich sehr bald aller irdischen Leiden los und ledig wurde. Einem an Pneumonie Leidenden wurden in acht Tagen 15 Pfund Blut entzogen und dagegen 220 Gran Digitalis gegeben, mit demselben Erfolg. — Das ärgste und wahrhaft henkermässige Verfahren möchte aber folgendes seyn. Einem robusten, 26 Jahr alten, ebenfalls mit Pneumonie behafteten Patienten wurde in zehn Tagen zehnmal zur Ader gelassen, und jedesmal zu 18 Unzen Blut entzogen; innerlich erhielt er dabei: *Tart. emeticus* zu 12 bis 20 Gran. In den folgenden 17 Tagen, nach deren Verlauf der Kranke todt war, nahm man trotz der äussersten Erschöpfung noch drei reichliche Aderlässe vor, das letzte Mal, zwei Tage vor dem Tode, bei schon vorhandenem Oedem der Füsse und Todtenkälte am ganzen Körper, und ausserdem bedachte man den Patienten mit 340 Gran Brechweinstein innerlich und 100 Gran in Klystieren *). *Probatum est!*

Während so diesseits und jenseits des Rheins und der Alpen Entzündung einzelner Organe die Hauptrolle bei den meisten, wo nicht allen, Krankheiten spielt, und demzufolge der Aderlass das erste und letzte Mittel geworden ist, heilen die Jünger des von mir gefeierten Hahnemann die gefährlichsten Lungen- und Gehirnentzündungen in der kürzesten Zeit, ohne einen Tropfen Blut zu vergiessen, mit einem Nichts von Belladonna, Akonit, Kockelsamen, Zaunrübensaft u. s. w. So wun-

*) S. Wagner über den *Contrastimulus* von pag. 93—144.

derlich das auch klingt, so wird dadurch nur, wenn die Diagnose richtig war, bestätigt, wie viel die Natur ohne Arznei und selbst ohne den wirklich indicirten Aderlass zu leisten im Stande ist, und wir können daraus auf indirecte Weise die Lehre abstrahiren, dass man es mit dem Aderlassen ohne dringende Ursache, weder zu übereilen noch zu übertreiben braucht. Diess Resultat wird hoffentlich auch aus diesen gedrängten historischen Bemerkungen einleuchten, und eben darum habe ich sie vorangeschickt. Wer sich aber etwas genauer mit der Geschichte des Aderlasses, als eines der wichtigsten Heilmittel, bekannt machen will, dem empfehle ich dazu folgende Werke, aus welchen ich selbst grossentheils geschöpft habe.

1) Hippokratès, besonders in der Abhandlung von den akuten Krankheiten.

2) Galenus, *de venaesectione adversus Erasistratum,* und *adversum Erasistrateos.*

— *de curandi ratione per sanguinis missionem.*

— *de plenidutine.*

— *de hirudinibus, revulsione, cucurbitula et scrarificatione.*

3) Botallus, *de curatione per sanguinis missionem.* Antverpiae 1583.

4) Petrus Castellus, *de abusu phlebotomiae.* Rom 1626.

5) Sprengels Versuch einer pragmatischen Geschichte der Arzneikunst.
6) Hecker. Geschichte der Arzneik. Th. 1 u. 2.
7) Metzler. Versuch einer Geschichte des Aderlasses. Ulm 1793.
8) Ueber künstliche Blutausleerungen und ihre Anwendung in der Mehrzahl der Krankheiten, aus dem Französischen des Dr. Vieusseux übersetzt und mit Zusätzen u. s. w. vermehrt von Klose. Breslau 1819.
9) Der Missbrauch des Aderlasses u. s. w. aus dem Italienischen des Angeli übersetzt von Widnmann. 1828.
10) P. J. Schneider. Die Haematomanie des ersten Viertels des XIX. Jahrhunderts u. s. w. Tübingen 1827.
11) A. F. Fischer. Vom Gebrauch und Missbrauch des Aderlassens. Dresden 1828.
12) Harless. Heidelb. klin. Annalen Bd. 4. Heft 4.
13) Hufeland in seinem Journal 1824. Jan. Heft.

Von der Bedeutung des Blutes und seinem Verhältniss zu den festen Theilen des Körpers.

Soll die Frage von Anwendung und Nutzen des Aderlasses, so wie von dessen möglichen Nachtheilen gründlich und gedeihlich erörtert werden; so muss erst die Vorfrage, was das Blut dem belebten Organismus ist und seyn soll, beantwortet werden. Das graueste Alterthum erblickte im Blute das eigentliche Leben, die Seele des Thieres; darum verbietet das Mosaische Gesetz das Blut der Thiere zu geniessen, und einmal mit dem ausdrücklichen Beisatz, dass im Blute die Seele des Thieres sey.

„Allein merke, dass Du das Blut „nicht issest; denn das Blut ist die „Seele, darum sollst Du die Seele „nicht mit dem Fleische essen *).“

Dass man aber in alter Zeit das Leben oder die Seele im Blute gesucht, rührt wahrscheinlich nur von der nicht seltenen Wahrnehmung her, dass bedeutender Blutverlust bisweilen Ohnmacht oder auch den Verlust des Lebens selbst zur Folge hat. Tiefer ging die Reflexion schwerlich; aber sie muss tiefer gehen, um die Bedeutung des Blutes für den Organismus in ihrem ganzen Umfange würdigen zu können.

Verfolgen wir nun zuerst die sinnlichen Phänomene alles Lebens, und der organischen Wesen ins Besondere, bis an die Uranfänge des Daseyns; so liegt die unbestreitbare Thatsache vor, dass unmittelbar nach dem Zeugungsakt, der den Grund zu einem neuen Daseyn legt, nichts wahrgenommen

*) Mose. Buch 5. Kap. 12. 23.

wird, als eine flüssige, freilich formlose, aber doch begeistigte oder beseelte Masse, worin und woraus mittelst eines zoochemischen Processes, den das menschliche Auge nicht zu durchschauen und der menschliche Geist nicht zu begreifen vermag, ein an gewisse Formen gebundenes, organisches Wesen nach und nach entwickelt wird. Was aber noch überzeugender für die Bedeutung der Säfte und namentlich des Blutes, als Urquell des organisirten Wesens spricht, sind die Phänomene im bebrüteten Ei, welche darthun, wie Bewegung und Leben in dem breiartigen Stoffe sich regt, wie sich Blutbäche bilden und strömen, ehe ein Herz schlägt; und wie diese Blutbäche sich mit Wandungen, den sogenannten Blutgefässen, umschliessen, und dem Herzen Daseyn und Bewegung geben. Strömt aber und bewegt sich Blut ohne *Solida*, ohne den Einfluss von Gehirn, Herz und Blutgefässen, und bildet sich vielmehr Hirn- und Nervenmark, Herz und Blutgefässe, so wie die Gesammtheit der Organe nach- und durcheinander aus der lebenskräftigen Urflüssigkeit und hauptsächlich aus dem lebendigen Blute; ja, ist der Organismus ursprünglich und in der ganzen Dauer seines Daseyns nichts gleichsam als ein solidescirendes Blut, so ist das Blut für ihn doch wol etwas mehr und etwas Anderes als das fliessende Wasser für die Pflanzen, mehr als ein blosser chemischer Reiz, mehr als ein mechanisch und hydraulisch durch seine Röhren getriebener Saft.

Aber wenn man auch mit den Solidarphysiologen und Pathologen die Säfte überhaupt und das Blut ins Besondere nur als Reiz und Nahrungsquelle für die festen Theile zu betrachten geneigt ist, und ihnen die eigenthümliche Belebtheit absprechen zu müssen glaubt, so bleibt namentlich letzteres noch immer wichtig genug, um nicht bei jeder hypothetischen Veranlassung ohne Maass und Ziel verschwendet zu werden. Denn wo bleibt die Kraft der festen Theile, sich zu erhalten, wo der Stoff den steten, aus nie rastender Lebensthätigkeit entspringenden, Verlust an Masse genügend zu ersetzen, wenn ihm die erste und wichtigste Nahrungsquelle über Gebühr verkümmert und entzogen wird?

Wie man daher auch das Blut betrachte, als Urquell und Hauptquell des belebten Organismus, oder als blossen Nahrungssaft, als Reiz und Mittel zur Bildung, Erhaltung und Ergänzung der Solida, — die Nothwendigkeit, nicht verschwenderisch mit dem Blute umzugehen, und es nicht wie unreines Wasser zu behandeln, wird immer bleiben, und dem denkenden Arzte immer einleuchten.

Von den Wirkungen und dem Nutzen zeitgemässer und nicht übertriebener Blutentziehung im Allgemeinen.

Aus einer richtigen, naturgemässen Würdigung des Blutes und seiner Bedeutung für den Körper ergeben sich leicht die wohlthätigen Wirkungen des indicirten und mässigen Aderlasses. Sie bestehen in Folgendem:

I. Wird dadurch die Blutmasse gemindert, und dadurch gewissermassen auch der Krankheit der Nahrungsstoff entzogen, da zunächst aus dem Blute gesunde und kranke Produktion hervorgeht. Der unleugbare, freilich oft nur temporaire, Nutzen der Entziehungskur in vielen Krankheiten, welche hauptsächlich in krankhafter und anomaler Produktivität bestehen, bestätigt das zur Genüge.

II. Ist die indicirte und mässige Blutentziehung ein relativ stärkendes Mittel. Ich sage r e l a t i v; denn allgemein und absolut wirkt sie gewiss schwächend. Aber in so fern sie die krankhafte Thätigkeit beschränkt, die Plethora und den Orgasmus des Bluts in einzelnen Organen mindert, wird sie für den Körper und seine die Erhaltung und Fortdauer des Lebens bedingenden Funktionen zum relativen Stärkungsmittel.

III. Bewirken wir durch einen mässigen Aderlass eine ruhigere Bewegung des Bluts und eine freiere, regelmässigere Cirkulation. Wenn irgend ein materielles Krankheitsmoment auf den Organismus gewirkt, und das Blut von irgend einem Reiz oder Stoff aufgeregt ist, wenn ein heftiger Gemüthsaffekt Geist und Körper übermannt, wenn Plethora theilweise oder allgemein das Gefässsystem bedrängt; so entsteht daraus sehr oft eine hastige, unregelmässige Blutbewegung, die Cirkulation der Säfte wird überhaupt tumultuarisch, die Gewalt des Blutstroms rast bald hier bald dort übermächtig hin, wirft sich bald auf dieses, bald auf jenes edele Organ. Wie die Natur sich hier bisweilen durch spontane Blutflüsse Luft macht, ist bekannt; die künstliche Blutentziehung thut das Nämliche. Indem sie den Tumult beschwichtigt, wird der Umlauf des Bluts freier und geregelter.

IV. Verbindet sich mit der freieren und geregelteren Cirkulation eine wohlthätige Erschlaffung der Nerven und Muskelfaser, und in so fern Lösung des Krampfs und der Blutstasen in wichtigen Organen. Zwar spielen die sedativen und narkotischen Mittel hier eine wichtige Rolle; aber ohne vorgängige Minderung der Blutmasse schaden sie oft mehr als sie nützen. So ist z. B. beim *Delirium tremens* das Opium ohne Frage ein wichtiges, oft unentbehrliches Mittel; aber ohne vorgängigen Aderlass bringt es nicht selten statt des heilsamen kritischen, den unkritischen ewigen Schlaf.

V. Bewirken wir sowol durch allgemeine als örtliche Blutentziehung eine Ableitung der Säfte von kranken und entzündeten Theilen. Der Aderlass leitet einmal ab durch die Minderung der Blutmasse überhaupt; zweitens, indem das Blut stärker dahin strömt, wo die Ader geöffnet wird.

VI. Ist gar nicht zu leugnen, dass ein mässiger Aderlass die Ab- und Aussonderungsthätigkeit manchmal am besten und sichersten fördert, eben weil Minderung der Blutmasse die Cirkulation freier macht, den Krampf und die Blutstockungen in den Se- und Excretionsorganen hebt. Unterdrückte Menstruation, unterdrückte Hämorrhoiden, unterdrückte Schweisse, unterdrückte Urinsekretion lassen sich bisweilen nur durch einen zeit- und ortgemässen Aderlass wieder herstellen. Auf gehörige und besonnene Würdigung dieser Thatsachen beruht dann namentlich die Anwendung des Aderlasses in Krankheiten nach anhaltend unterdrückter Hautausdünstung. Daher ist er bisweilen bei *Hydrops* und *Anasarca* indicirt, und darum nicht selten in exanthematischen Krankheiten eben so wohlthätig als unentbehrlich.

VII. Wird der Aderlass auch durch die mittelbar bewirkte qualitative Veränderung des Blutes wohlthätig. Die Minderung der Blutmasse, die darauf meist folgende mässigere Blutbewegung, die freiere Cirkulation, die Herabstimmung gleichsam des Blutlebens bleiben nicht ohne Einfluss auf die

Mischung des Blutes, wollte man auch nur die durch die Blutentziehung moderirte Thätigkeit und Reizbarkeit der *Solida* und deren Rückwirkung auf das Blut in Anschlag bringen. Je rascher und stürmischer das Blut durch die Adern tobt, je höher und gewaltiger es seine Wellen schlägt, um so mehr werden seine Mischungstheile durch einander gerüttelt, um so mehr Wärme wird entwickelt, und um so bedeutender sein organischer Chemismus abgeändert. Wird also die stürmische Bewegung des Blutes mittelbar oder unmittelbar gemässigt, so wird dadurch auch seine Beschaffenheit anders modificirt, und in so fern kann der Aderlass oder die Minderung der Blutmasse auf qualitative Aenderung derselben influiren, als dadurch ein gewisser Stoffwechsel begünstigt oder gehemmt wird.

Von den nachtheiligen Wirkungen unzeitiger und überreichlicher Blutentziehung im Allgemeinen.

Es ist mit den Blutentziehungen wie mit jedem andern einigermassen wirksamen Mittel der Kunst. Zu rechter Zeit und im rechten Maasse angewandt wirken sie heilsam und wohlthätig; zu unrechter Zeit und im Uebermaass gebraucht, schädlich und verderblich. Die nachtheiligen Wirkungen der Blutentziehung, wo sie gegen Indikation oder im Uebermaass benutzt worden ist, lassen sich aus den wohlthätigen der rechten Anwendung zum Theil abstrahiren, und bestehen:

I. In Schwächung des ganzen Organismus auf kürzere oder längere Zeit, bisweilen zeitlebens. Wir sagten oben: Aderlass, auch der indicirte und mässige, sey allgemein und absolut als schwächendes Mittel zu betrachten; um so mehr der nicht indicirte und übermässige. Wir sehen freilich, namentlich Weiber oft die ungeheuersten und anhaltendsten Blutflüsse wunderbar glücklich überstehen; aber nur eine dumme Verwegenheit mag damit die künstliche Blutverschwendung rechtfertigen oder gar begründen. Werden auch manche robuste, unverwüstliche Menschen ohne sichtliche und bleibende Nachtheile trotz einer unsinnigen Blutverschwendung hergestellt, so bleiben solche Ausnahmen immer ein schlechter Behelf für den blutgierigen Heilkünstler, und für die unglücklichen Opfer einer solchen Behandlungsweise ein noch schlechterer Trost. Ich will die *Chronique scandaleuse* der Kunst nicht bereichern: seht selbst Wagners Kritik des *Contrastimulus* nach, die Geschichte des Aderlasses von Metzler und Schneider, leset, was der greise Angeli seinen Kollegen Meli von sich selbst erzählen lässt, denkt an von Grossi's grausame Verblutung unter der neunmal angelegten Lanzette, und zapft dann, wenn Euch das nicht schreckt, zehn- und zwanzigmal hinter einander Blut ab, werft Blutegel zu Hunderten auf den Unterleib, um die *Gastro-duodenitis* oder *Enteritis*, oder den *Typhus abdominalis* und die Geschwüre des Darmkanals kräftig und gründlich zu heilen.

II. Wird durch das unzeitige und übertriebene Blutlassen und die daraus entspringende Schwächung des Organismus, die Genesung eher vereitelt als gefördert. Diess diene besonders zur Warnung bei neuen, ungewöhnlichen Krankheiten, und angehenden Praktikern vor Uebereilung mit dem Aderlassen überhaupt. Unterlassungssünden werden dort oben schwerlich so hoch angerechnet, als das dreiste und verwegene *va banque!* welches manche Praktiker mit der Krankheit und dem Kranken spielen. — Schmucker erzählt in seinen Beobachtungen aus dem siebenjährigen Kriege, dass 300 Soldaten nach einem forcirten Marsche in der brennendsten Sonnenhitze unter den entschiedensten Symptomen eines inflammatorischen Zustandes erkrankt seyen. Es wurden häufige Aderlässe verordnet; der grösste Theil der so behandelten Kranken starb. — Eben so offen erzählt von Hildenbrand*), wie er gastrische, mit Seitenstechen

*) S. Hufeland Journal. Bd. 5. 1798.

verbundene Fieber im Anfange seiner Praxis mit Aderlass behandelt; aber alle, bei denen er so verfahren, seyen eine Beute des Todes geworden, wogegen er Viele gerettet, denen er kein Blut entzogen.

Wird aber auch die Genesung durch unzeitige und übertriebene Blutentziehungen nicht immer ganz vereitelt, so wird doch das Stadium der Rekonvalescenz dadurch oft sehr in die Länge gezogen. Man kann das leider häufig genug nach spontanen Hämorrhagien beobachten, um nicht selbst künstliche zu veranstalten. Bei Kranken, welchen zu viel Blut entzogen wird, kommt oft noch hinzu, dass die Krankheit dadurch in ihrem normalen Verlauf unterbrochen und gehemmt wird, dass sie sich nicht gehörig auszuscheiden im Stande ist; denn eine gewisse Kraft des Körpers, ein gewisser Erethismus im Blut- und Nervenleben, kurz eine gewisse Stärke dessen, was wir Fieber nennen, ist heilsam und unentbehrlich, damit die Krankheit ihr Leben ausleben könne, damit sie eines natürlichen Todes sterbe, und nicht hierhin und dorthin gleichsam Reste absetze, und sogenannte Ablagerungen bilde.

III. Hinterlassen zu häufige und zu reichliche Blutentziehungen eine höchst peinliche Schwäche und Reizbarkeit des ganzen Nervensystems. Jede körperliche und geistige Anstrengung erschöpft solche blutleere Menschen, bei dem geringsten Geräusch fahren sie wie das reizbarste hysterische Weib zusammen; jeder plötzliche, unerwartete Eindruck regt sie krankhaft auf und bringt sie ausser Fassung. Leicht und oft ohne merkliche Veranlassung geräth ihr Blut in Wallung, drängt mit Ungestüm nach dem Kopfe oder dem Herzen, verursacht ihnen Schwindel, ungestümes Herzklopfen, Angst oder wol gar Ohnmachten. Man höre, wie Meli, dem seine besorgten, emsigen Kollegen wegen einer präsumtiven Hirnhautentzündung neunmal die Ader geöffnet, und zum zehnten Male dazu schreiten wollten, als ihnen eine tiefe Ohnmacht zuvorkam, — man höre, wie dieser seinen traurigen Zustand nach solchem Blutverluste gegen Angeli schildert:

„Aber mein Freund, welche lange und mühselige Rekonvalescenz hatte ich auszustehen, um wieder zu meiner Gesundheit zurückzukehren. Es sey genug zu wissen, dass mehr als zwei Jahre damit hingingen, und noch bin ich nicht, der ich war! Ein kränkliches Wesen, eine ungeheure Empfänglichkeit von jedem auch noch so geringfügigen Eindruck der mich umgebenden Dinge erschüttert und ausser Fassung gesetzt zu werden, und tausend andere Uebel haben mein sonst so starkes Temperament ganz umgeschaffen. — Wie oft, o wie oft wird besonders bei Veränderung der Jahreszeit der Umlauf meines Bluts irregulair, und dann schlägt mein Herz gleich mit wiederholten

Schlägen, es klopft oder zittert einige Sekunden fort, und diess erneuert sich seitdem noch oft in einem Tage, was mir im Anfange viel Sorge machte. Lange Zeit fuhren die Arterien fort mit ungewohnter Kraft und Heftigkeit zu pulsiren; wenn ich Nahrung zu mir genommen hatte, wurden die Schläge der grossen Gefässe so prallend, dass ihr Getöse in meiner Brust von einem Nahestehenden leicht vernommen werden konnte *)."

Zu der krankhaften Reizbarkeit gesellt sich auch manchmal eine merkliche Schwäche der Sinne und selbst des Geistes. Das Gesicht und Gehör verlieren an Schärfe; das Gedächtniss wird schwach und träge. Auch darüber klagt der um sein Herzblut betrogene Meli bitter genug: „Meine Gehirnthätigkeiten haben leider seitdem nicht ihre frühere Fertigkeit. Sonst hatte ich ein sehr glückliches Gedächtniss, nunmehr ist es schwach geworden, und hat seine leichte Haltung verloren. Eines meiner grössten Uebel ist, dass ich zu meinen Studien weit mehr Zeit verwenden muss, es mir auch viel mehr Austrengung kostet, das zu annotiren, was ich gelesen habe. Mein Gesicht hat jetzt kaum die halbe Schärfe, die es vordem hatte, mein Gehör ist aber durchaus unsicher geworden: in Summa alle Beziehungs- und Verhältnissbegriffe,

---

*) S. Angeli a. a. O. pg. 65 und 66.

und das gemeinsame Centrum all meiner Sinne litten und leiden noch an den Folgen des traurigen Missbrauchs der Aderlässe *).“ —

IV. Erwächst aus unsinniger Blutverschwendung, wenn der Patient sie überhaupt übersteht, eine empfindliche Schwäche der Verdauungsorgane und daraus wiederum eine schlechte Assimilation. Der Blutmangel nach übermässiger Blutentziehung, der die Kraft und Thätigkeit aller Organe mehr oder weniger herabstimmt, wirkt natürlich fast zuerst mit auf den Magen und die übrigen Verdauungsorgane. Die schwache, träge Verdauung gibt schlechten Chylus, dieser schlechte, rohe, kraftlose, nicht genugsam animalisirte Säfte; ein kümmerlicher Ersatz für die ausgesogenen festen Theile, für den ganzen ausgemergelten Organismus.

V. Entspringt aus der schlechten Assimilation nach übermässiger Blutentziehung eine schlechte Hämatose. Man blicke die Personen an, welche eine bedeutende Hämorrhagie erlitten, oder denen über Gebühr Blut entzogen ist, wie gelb, fahl und kachektisch sie aussehen. Der blutleere Körper vermag trotz der gewähltesten und nahrhaftesten Kost den übermässigen Verlust seines edelsten und wichtigsten Lebenssaftes, worin und woraus sich der Organismus ursprünglich krystallisirt hat und

*) Ebendaselbst pg. 66.

woraus er sich fort und fort ergänzt, nicht so schnell wieder gut zu machen, als die Hämatomanen vermeinen. Gutes und kräftiges Blut in reichlichem Maass zu produciren, wird zuerst ein Vorrath lebenskräftigen Blutes in den der Verdauung und Assimilation dienenden Werkzeugen erfordert; sind diese aber selbst blutleer, und entsteht ihnen daher die Belebung und Kräftigung durch das mächtige Fluidum, so können sie auch nur ein dünnes, kraft- und gehaltloses Blut erzeugen.

Der Blutverschwender Botallus versichert zwar mit der grössten Zuverlässigkeit, es werde täglich bei mittlerer Konstitution wenigstens 1 Pfd. Blut bereitet *), und darnach zu urtheilen käme

---

*) *Admirationem parit multis insolita et paene inaudita haec nostra sanguinis detractio, et incomprehensibilis fere quotidiani sanguinis ratio, quam ita ut olim diximus debere esse saltem unciarum octo vel novem in corpore mediocri, sic nunc dicimus vixtate corpus diurno hoc alimento posse sustentari, sed copiosiore egere. Quare putaverim plus quam libram, aut ut minimum libram unam singulo die gigni materiae corpori nutriendo idoneae. — — Cap.* 33. — Dodart berechnete nach seinen Experimenten die Blutreproduktion ungleich geiziger, nämlich, unter günstigen Umständen nur auf etwa drei Unzen des Tags. Mit so wenig Blut konnte sich freilich ein Blutegel wie Botallus nicht begnügen, der oft an einem Tage fünf Pfund Blut brauchte.

es auf ein Paar Pfund mehr oder weniger beim Aderlass nicht an; aber die Richtigkeit dieser problematischen Rechnung auch zugegeben, so gilt sie doch jedenfalls nur für den gesunden und nicht für den kranken Körper, wo die normale Vegetation und Reproduktion mehr oder weniger gestört, beschränkt oder auch ganz gehemmt ist. Man denke nur an die alltägliche, jedem Layen bekannte Thatsache, wie sehr ein akutes Fieber von kaum acht- oder vierzehntägiger Dauer die Menschen von Kräften und Säften bringt, wie bleich und mager sie werden, und, ohne dass sie eine Unze Blut auf natürlichem oder künstlichem Wege verloren, nur durch die Gewalt der Krankheit, den dadurch wahrscheinlich gesteigerten Konsumtionsprocess und die damit verbundene Anorexie und Entbehrung kräftiger Speise und Getränke. Unter solchen Umständen wird schwerlich jeden Tag so viel Blut ersetzt, als Botallus meint, und man muss ohne Zweifel oft zum Mörder des Kranken werden, wenn man im Vertrauen auf seine, vielleicht kaum für den gesunden Menschen gültige, Rechnung, ohne Maass und Ziel Blut abzapfen wollte. Es ist freilich wahr, dass bei profuser Menstruation und bei profusem Hämorrhoidalfluss oft entsetzlich viel Blut verloren geht, und man sich wundern muss, wie Frauen und Männer dabei nicht allein am Leben bleiben, sondern sich sogar, abgerechnet eine temporaire Mattigkeit, nach Ueberstehung solcher übermässiger Blutflüsse, besser befinden als vorher. Aber einmal thut die Natur Manches, was wir weder nachahmen können noch sollen; zweitens ist dabei in der Regel eine Plethora im Unterleibe mit im Spiele; drittens leidet während solcher profusen Blutflüsse die Produktion wenig oder gar nicht, sondern im Gegentheil ersetzt ein verstärkter Appetit und eine schnellere Verdauung den Verlust einigermassen, wenn auch nicht vollständig. Daraus also, wie Botallus haben möchte, Grund und Vertheidigung für acht- und zehnmalige Aderlässe binnen wenigen Wochen zu ziehen, ist durchaus verkehrt und unzulässig. Profuse Blutflüsse aus örtlicher Plethora, wobei kein Fieber und keine anderweitige Störung der Produktion Statt findet, können für profuse Blutentziehungen bei akuten Fiebern und örtlichen Entzündungen keine Rechtfertigung, viel weniger Gesetz und Regel geben. Sehr wahr erinnert der durch eigne trübselige Erfahrung belehrte Meli: „Ich will mich hier nicht darauf einlassen, die Visionen einiger neuerer Physiologen und Pathologen zu bestreiten, welche sie von einer allezeit fertigen Blutbereitung haben, woraus der unbesonnene Muth hervorgeht, soviel Blut zu verschwenden. Es wird ewig der Vernunft widersprechen, dass ein durch Abstinenz und Säfteverlust geschwächter Körper, der noch durch die Wirkung der Arznei abgespannt ist, und dessen Gesammtorgane und alle Funktionen seiner thierischen Oekonomie in Verwirrung gebracht sind, wie diess in vielen Krankheiten der Fall ist, wieder so viel und solches Blut erzeugen könne, als zum baldigen Wiederersatz des häufig ergossenen nöthig ist *)."

Auf jeden Fall fehlen sehr viele Praktiker darin, dass sie mit gereizter Einbildungskraft die Symptome der gegenwärtigen Krankheit überschätzen und darüber den kranken Menschen oft ganz vergessen. Sie kümmern sich nicht darum, wie und woher der blutleere Organismus Kräfte nehmen soll die Krankheit zu überstehen, wie und woher er, wenn er sie übersteht, den ungeheuern Verlust ersetzen soll; sie verfolgen mit blutgierigen Gedanken nur die präsumtive Entzündung, und halten sich für echte Praktiker, wenn sie diese, selbst auf Kosten und mit Aufopferung des Organismus geheilt haben. Was können sie dafür, dass die Entzündung des Gehirns, der Lungen, des Magens, der Leber u. s. w. nur auf Kosten des Lebens zu bändigen war? Sie haben *lege artis* gehandelt; wer könnte, wer dürfte sie tadeln, ausser etwa der obscure Zacchias, welcher dummer Weise meint, es sey besser und verzeihlicher durch zu wenig als durch zu viel Blutlassen zu fehlen. Aber wer möchte heutiges Tages Arzt seyn, wenn ihm nicht frei stehen soll, Blut zu lassen, und Blutegel zu

---

*) S. Angeli a. a. O. pag. 67.

verordnen, so lange noch ein Gedanke von Entzündung, so lange noch ein Tropfen Blut und ein Funken von Leben im Kranken vorhanden ist *).

VI. Zieht unzeitiges und übertriebenes Aderlassen oft eine lästige und am Ende lebensgefährliche Fettsucht nach sich. Besonders ist das der Fall nach den, sonst so beliebten, prophylaktischen Gewohnheitsaderlässen, wenn sie zu häufig wiederholt werden. Der durch das Aderlassen langsamer werdende Herzschlag und der schwächere, trägere Blutumtrieb begünstigen eine schlaffe Production, wenn immer nur eine mässige Quantität Blut entzogen wird, so dass die Verdauung nicht gerade wesentlich darunter leidet. So hat van Swieten eine Frau gesehen, die wegen häufiger und heftiger Gemüthsbewegungen an 60 Mal in einem Jahre zur Ader gelassen, und darnach in wenigen Monaten 150 Pfund an Gewicht zunahm. Der Missbrauch dieses Blutlassens zog eine immer häufigere Nothwendigkeit desselben nach sich, wodurch sie am Ende in eine tödtliche Wassersucht verfiel **).

---

*) „*Et primum, quod ad sanguinis missionem, medicus tenetur communem viam tam in profusa, quam in parca exsectione sequi. Errat tamen magis, qui superabundanti utitur, quam qui parciori.*“ — *Quaestiones medicolegales. Cura J. D. Horstii. Francofurti* 1666. *pag.* 668.

**) S. Unzers Arzt. Theil III. p. 206.

— Boerhaave gedenkt eines Arztes, der durch denselben Missbrauch so übermässig fett und schlafsüchtig geworden, dass er während des Gespräches mit ihm wol zehnmal einschlief *).

VII. Gefährlicher und misslicher ist die bisweilen als unmittelbare Folge nach tollkühner Blutverschwendung auftretende Wassersucht. Dieses meist zum peinlichen Tode führende Uebel entspringt aus der unkräftigen, schlechten Assimilation, welcher nur ein abgetödtetes, gleichsam entseeltes Blut zu Gebote steht. Letzteres wirkt auf die Funktionen der *solida* in qualitativer und quantitativer Rücksicht nachtheilig zurück, und gibt höchstens Stoff zu Erzeugung viscider und wässrigter Säfte. Auch weisen alle ausgezeichneten Aerzte auf diese verderbliche Folge des unzeitigen und übermässigen Blutlassens warnend hin. Stoll, der selbst zu Zeiten das Blut eben nicht schonte, rechnet doch zu den vorzüglichsten Ursachen der Wassersucht die „*evacuationes nimiae quocumque de-„num modo factae, haemorrhagiae praegressae, „nimis larga sanguinis missio scopo „prophylactico vel in morbo acuto in-„stituta* **).“ Und so bemerkt schon der alte Ettmüller, dass die Menschen nach reichlichen Aderlässen leicht kachektisch und wassersüchtig

---

*) S. Unzers Arzt. Theil III. pag. 206.

**) S. *Praelectiones in div. morb. chron.* pag. 45.

werden *). Sehr treffend und naturgemäss schildert aber besonders Crell, in seiner *Diss.* „*de frequenti sanguinis jactura,*“ die allmälige Zerrüttung des Körpers durch Blutverschwendung, die verderbliche Wechselwirkung zwischen festen und flüssigen Theilen im blutleeren Körper, und wie die Wassersucht zuletzt, als nothwendige Folge das Leben beschliesst. Durch das öftere Aderlassen werde ein zu den gewöhnlichen Lebensäusserungen weniger taugliches Blut wieder erzeugt, die Gefässe geschwächt und leichter dehnbar; die Ab- und Ausscheidungen mindern sich, die Masse der Säfte nehme dagegen zu, wodurch Zeichen einer neuen aber kakochemischen Plethora entstehen, welche sich zwar durch einen abermaligen Aderlass erleichtern lasse; aber nunmehr werde die allgemeine Konstitution des Individuums ganz zerrüttet, alle Verrichtungen gehen schlechter von statten, es entstehe Kachexie, die Ausdünstungsstoffe, welche unter der Haut zurückgehalten werden, erzeugen welke Fettsucht, die Kräfte sinken mehr und mehr, die Füsse schwellen, die Haut läuft an, und mit Wassersucht schliesst sich die Scene **).

So ist es sehr beachtenswerth, dass die meisten im grossen Hospital von Mailand nach der kontrastimulistischen Methode behandelten Peri-

---

*) S. *Institutiones med.* pag. 215.

**) Vgl. Angeli a. a. O. pag. 47.

pneumonien in tödtliche Brustwassersucht endeten. Die Leichenöffnungen zeigten grösstentheils extravasirtes Blutwasser in der Brust. So wird unter den geheilten Lungenentzündungen jenes Hospitals ein Fall angeführt, wo der 45 Mal zur Ader gelassene Kranke zwei Monate darauf wassersüchtig starb *). Zu verwundern ist es grade nicht, wenn man bedenkt, wie sehr die Kraft und Thätigkeit des lymphatischen Systems durch solche enorme, wahnsinnige Blutverschwendung erschöpft wird. Sind aber überhaupt die tollkühn wiederholten Blutentziehungen bei der wirklichen Peripneumonie für so wohlthätig und unentbehrlich zu achten, wenn unter dreizehn Kranken sieben sie mit dem Leben bezahlen, und wird man es noch Satyre nennen, wenn ich behaupte, man heile mit dem ewigen Aderlassen die örtliche Entzündung auf Kosten des Lebens?

VIII. Wird durch häufiges Aderlassen die Plethora, welcher dadurch gesteuert oder vorgebeugt werden soll, eher begünstigt als gehoben. Man kann allerdings, besonders wo wichtige Organe mit Blut überfüllt sind, den Aderlass nicht immer entbehren; aber man vergesse nicht, dass diese Minderung der Blutmasse nur eine symptomatische

---

*) *Sulle opere medic. del Dott. G. Rasori, Saggio di G. Federici* pag. 144—151 und Angeli a. a. O. pag. 40 u. fgde.

und temporaire Hülfe gewährt, dass sie dem eigentlichen Grund der allgemeinen oder örtlichen Plethora nicht begegnet. Und eben deswegen begünstigt der öftere Gebrauch dieses Hülfsmittels die häufigere Wiederkehr dieses Uebels. Der Organismus verliert mehr und mehr die Kraft die etwaigen Missverhältnisse in seinen Funktionen selbstständig und ohne Kunsthülfe wieder auszugleichen. So misslich, ja verderblich daher auch zuletzt die Venäsektion werden muss, so wird sie doch immer unentbehrlicher, je öfter man dazu greift. Daher aus früherer Zeit die vielen Beispiele von monatlichen und selbst wöchentlichen Aderlässen, als bei dem geringsten Anschein von Vollblütigkeit die Lanzette anzulegen Sitte und Mode war. Die Blutbereitung wird offenbar durch wiederholten Aderlass bei übrigens gesunden Menschen, wenn auch nicht dem Gehalte nach verbessert, angeregt und gefördert; schnell kehrt daher der lästige Druck und Reiz des wiederangehäuften Blutes auf die Gefässe und Nerven wieder, um so schneller, da das öftere Blutlassen die *Plethora ad vires* begünstigt. Nerv- und Blutgefäss wird immer reizbarer und schwächer, und vermag den Druck und Reiz selbst einer mässigen Blutmenge weder zu beherrschen noch zu ertragen. So werden die Präservativaderlässe immer häufiger, und die Symptome der Plethora kehren immer schneller wieder. Man hüte sich daher bei allgemeiner oder örtlicher Plethora vor dem ersten, nicht dringend indicirten Aderlass; ist man einmal ins Aderlassen hineingerathen, so ist schwer wieder herauszufinden, denn der vierte und fünfte Aderlass wird oft dadurch nur unvermeidlich, weil man den ersten nicht standhaft genug vermieden hat.

IX. Eine unmittelbare Folge des wiederholten und übertriebenen Blutlassens sind nicht selten tiefe, lebensgefährliche Ohnmachten, ja der Tod selbst. Ich rede hier natürlich nicht von jenen Ohnmachten, welche bei vielen Menschen schon nach unbedeutender Blutentziehung entstehen, und oft mehr die Folge der gefürchteten Operation, des Abscheus vor dem Anblick des Blutes, und einer individuellen Reizbarkeit sind; sondern von jenen, welche durch die Menge des entzogenen Blutes eintreten, oder auch bisweilen vom Arzte selbst beabsichtigt werden. Ohnmachten nach sehr reichlichen Aderlässen, als zufällige oder gar beabsichtigte Wirkung, sind aber keineswegs gleichgültig oder leicht zu nehmen. Der Nutzen, den man davon erwartet, möchte oft vom Schaden überwogen werden. Jede Ohnmacht ist eine temporaire Unterbrechung der animalischen Lebensäusserungen, während welcher selbst das rein vegetative nur unmerklich und todtenmatt fortschleicht. Nerventhätigkeit und Blutbewegung ist für die sinnliche Wahrnehmung wenigstens bis zur Unscheinbarkeit erloschen. Dass ein solches Stillestehen, ein so unmerkliches und unscheinbares Walten der meisten Lebensfunktionen auf den Fortgang des Krankheitsprocesses nicht ohne Einfluss bleibt, lässt sich freilich vermuthen; aber es bleibt leider problematisch, ob man durch eine so weit getriebene Entziehung des Lebensfluidums mehr die Krankheit oder mehr den Organismus trifft, es bleibt problematisch, ob durch die Herabsetzung auf eine *vita minima* der krankhafte Lebensprocess mehr geschwächt und gleichsam abgetödtet wird, oder der damit kämpfende Organismus. Freilich wirkt eine bis zur Ohnmacht fortgesetzte Blutentziehung sehr wahrscheinlich nicht allein quantitativ sondern auch qualitativ auf gesundes und krankes Leben; aber ob diese qualitative Aenderung jedesmal und überhaupt auf Modifikation der Krankheitsbildung Einfluss habe, das ist nicht so ausgemacht und lässt sich oft in Zweifel ziehen. Die Krankheit ist kein inertes, indifferentes *Accidens*, und beruht, wenn auch nicht allein, doch zunächst mit auf organisch-chemischer Modification der flüssigen und festen Theile des Körpers. Dieser nicht grade in vorschlagender Acidität oder Alkalescenz bestehenden Abartung ist vernünftigerweise nicht so gewiss mit Blutentleerung bis zum temporairen Stillestehen der wichtigsten und wesentlichsten Lebensfunktionen zu begegnen. Darum sehen wir leider nach solchen, durch übermässiges Aderlassen herbeigeführten, Ohnmachten den nur unterbrochenen Krankheitsprocess sehr bald seine vorige Höhe wieder erreichen, und nun oft um so verderblicher und gefährlicher um sich greifen, als dem Organismus überhaupt und den betheiligten Organen ins Besondere das belebende und erhaltende Princip des Blutes abgeht. Aber, wendet man ein, die Krankheit ist ja kein Absolutes, von dem Organismus Geschiedenes; sie ist ja eigentlich nur eine besondere Temperirung und Modifikation der *solida* und *fluida*. Ganz recht; aber eben weil sie dies ist, lässt sie sich immer nur indirekt durch Blutentziehung beschwichtigen und aufheben. Darum grade sind überhäufte und übermässige Aderlässe bedenklich, darum tiefe Ohnmachten darnach noch bedenklicher, weil wir damit einen verwegenen Glückswurf wagen, und es darauf ankommen lassen, ob wir damit die normale oder abnorme Produktion beschränken und hemmen, ob wir damit die Krankheit auf Kosten des Organismus oder den Organismus auf Kosten der Krankheit kräftigen.

Kein Wunder daher, wenn solche Ohnmachten bisweilen den Tod unmittelbar nach sich ziehen, oder wenn er späterhin aus reiner Erschöpfung und reinem Blutmangel erfolgt. Der schon erwähnte Federici gedenkt dreier Fälle, welche Rasori in seiner Klinik unter den geheilten Lungenentzündungen aufführt; in einem Falle starb der Kranke, während das Blut aus der Ader floss, in den beiden andern starben die Kranken einige Monate nach der Heilung. Bei Gott, gründliche und schnelle Kuren! — Meli führt zwei Beispiele an, wo offenbar die Blutlosigkeit nach übertriebenem Aderlassen die Menschen tödtete. Das erste betrifft einen 67jährigen Priester, dem wegen einer Pleuropneumonie in sieben Tagen zwölfmal sehr reichlich Blut entzogen wurde. Zwei Tage darauf, als die Symptome der Entzündung verschwunden waren, — wie sollte der blutleere Körper eines alten Mannes solche zu erkennen geben? — fiel er, als er sich, um die Wäsche zu wechseln, im Bette aufrichtete, in Ohnmacht und erwachte nicht wieder aus derselben. — Das zweite betrifft einen 70jährigen Mann, dem, wie es scheint, wegen eines blossen Brustkatarrhs mit unbedeutendem Fieber und eben so unbedeutenden inflammatorischen Symptomen, die Ader fünfmal reichlich geöffnet wurde. Es folgte darauf Schlafsucht und Geistesverwirrung: trotzdem hielt man ihn für geheilt, so dass man ihm schon nach seinem Wunsche stärkende Nahrung zu geben anfing, aber an demselben Tage, da ihm dies gestattet wurde, und sein Bediente ihn zum Wechseln der Wäsche aufhob, fiel er ebenfalls in Ohnmacht und blieb todt *). Aber es gibt nichts Neues unter der Sonne. Schon Galen, der doch selbst zu Zeiten sechs Pfund Blut auf einmal entzog, tadelt nichts desto weniger ärztliche

*) S. Angeli a. a. O. pag. 68 und 69.

Zeitgenossen wegen des Aderlassens bis zur Ohnmacht, womit sie die Kranken statt der Krankheit getödtet hätten *). Und eigentlich folgten diese Aerzte nur seinem Beispiele, indem sie mit jener enormen Blutentziehung den Synochus heilen wollten. — Im siebenzehnten Jahrhundert gedenkt Zacchias ähnlicher Mordgeschichten durch übermässiges Blutlassen und Purgiren, welche in Rom vorkamen:

„... *videmus enim in dies ex utroque errore infirmos periclitari et novimus hic Romae medicos, qui miseris aegrotantibus usque ad spiritus exhalationem sanguinem detrahebant indifferenter in omni morbo in quocunque tempore, imo et in quocunque tempore particularis accessionis, nullo delectu, nullaque sibi intensione proposita, et aliquando in morbo vigesimum diem non excedente vigesies aegros phlebotomasse comperimus; vidimus eos robustissimos juvenes carnificino hoc consilio e medio sustulisse, vidimus eos moribundis quoque animamque de proximo exhalaturis sanguinem detraxisse, ea ratione, nonnisi multo cachinno excipienda, ut suavius morerentur; ac denique vidimus ex his medicis alterum, alias non aspernanda doctrina imbutum, se ipsum jugulasse; postquam enim copiosissima sanguinis*

*) S. Botallus a. a. O. Cap. 25: *De mittendo sanguine ad animi deliquium.*

missione, florenti adhuc aetate, arthriticis doloribus sese obnoxium reddidisset, quos iterum non alio remedio, quam repetita ac frequentata sanguinis missione curabat, et veluti cachecticum habitum induisset, tandem per tredecim vices in ultimo morbo sibi sanguinem detraxit, et maxime in die mortem praecedente ad uncias decem et octo, ut relatum ab aliis amicis medicis mihi est *)."

Man lasse sich solche Thatsachen aus alter Zeit zur Warnung und Belehrung dienen. Auch in der neuesten Zeit ist mit dem Blutlassen bis zur Ohnmacht viel Unfug getrieben worden, und die überhaupt bis zur Verwegenheit dreisten Aerzte jenseits des Kanals sind mit ihrem, grade nicht nachahmungswerthen, Beispiele vorangegangen. Der Arzt soll und muss kein Hazardspieler seyn; nur, wo nach einstimmiger Erfahrung das Leben verloren und von der Selbsthülfe der Natur nichts mehr zu erwarten steht, nur da ist ein kühner Glückswurf vergönnt, nur da gilt das alte Wort: „*anceps remedium melius quam nullum.*"

Von den unzweideutigen und wahren Indikationen zur Blutentziehung.

Die heilsamen Wirkungen zeitgemässer weder zu starker noch zu häufiger Blutentziehungen, wei-

*) S. a. a. O. und Schneider pag. 501 u. fgde.

sen gewissermassen schon auf die wahren Indikationen zum allgemeinen und örtlichen Blutlassen hin. Wir rechnen dazu:

I. **Einen zu heftigen Erethismus im Blutsystem in sthenischen oder entzündlichen Fiebern.** — Ein mässiger Erethismus des Blutes ist nicht allein die nothwendige Folge oder vielmehr Ursache des stenischen Fiebers, sondern zugleich das Mittel der Genesung, und soll weder ohne Noth beschränkt noch gehemmt werden. Wird dieser Erethismus aber zu stürmisch, die Blutbewegung zu ungestüm, die Reizung der *solida* theils durch den stürmischen Umlauf der Säfte, theils durch die damit verbundene organisch chemische Differenz zu gewaltsam, dann tritt unbedenklich die Indikation, durch Minderung der Blutmasse direkt den Gährungsstoff zu entziehen und dadurch indirekt die Reizung zu beschwichtigen. Die wesentlichsten Symptome aber einer solchen ungestümen und bedenklichen Blutbewegung in der *acuta simplex* oder *sthenica*, woraus die Indikation zum Aderlass mit Fug und Recht entlehnt wird, sind: ein voller, harter, beschleunigter Puls, eine trockne, gespannte, heisse, hochrothe Haut, Gesichtsröthe, funkelnde Augen, trockne Zunge, Kopfschmerz, sichtbares Klopfen der Karotiden, geschwinder, heisser dabei freier Athem, der nur dann und wann ängstlich und beklommen wird; Mangel an Schlaf oder auch Schlafsucht, sparsame oder ganz fehlende Se- und Excretionen, sparsamer, dunkelrother, brennender Urin, unterdrückte Stuhlausleerung. Wir finden freilich bisweilen auch bei der *Ephemera benigna* die meisten der genannten Symptome so stark ausgeprägt; aber nicht das erste Auftreten solcher Symptome droht und bedingt Gefahr, sondern nur deren mehrtägiges Anhalten und Zunehmen. Der besonnene Arzt wird daher nicht gleich so aktiv eingreifen, sondern nach Zeit und Umständen verfahren. Wenn kein epidemisches und endemisches Fieber mit heftigen synochischen Symptomen grassirt, bei welchem Blutentziehungen sich nützlich und nothwendig bewährt haben, wenn das Individuum selbst nicht plethorisch ist, wenn es nicht *ab aliqua parte laborat*, d. h. wenn es nicht ein schwachgebildetes oder kränkelndes Organ hat, dem jede heftigere Blutwallung Gefahr drohet; dann soll und darf man sich mit dem Aderlassen nicht übereilen. Wo aber epidemische Fieber mit heftigem synochischen Charakter umhergehen und wo wiederholte Erfahrung gelehrt hat, dass sie ohne Blutentziehung tödtlich geworden und Entzündungen edler Organe zur Folge gehabt, da räth die Vorsicht, nicht den zweiten und dritten Tag abzuwarten, sondern wenn die genannten Symptome in ihrer vollen Stärke entwickelt sind, den Aderlass ungesäumt zu veranstalten. Nirgends müssen uns starre, stereotype Grundsätze am Krankenbette leiten; der Arzt soll weder immer exspektiren noch immer handelnd eingreifen, sondern nach rationell-empirischen Grundsätzen und nach besonnener Erwägung der jedesmaligen Umstände, bald exspektiren, bald handeln. Hüte Dich vor einer stehenden Methode; sie ist für den Geist des Arztes, was ein stehender Sumpf für die Gesundheit des Menschen.

II. Die Symptome von Kongestion oder Entzündung in wichtigen Lebensorganen mit und ohne inflammatorisches oder synochisches Fieber. Wo irgend anhaltende Kongestion oder Entzündung im Gehirn, in den Lungen, der Leber u. s. w. deutlich und unverkennbar hervorsticht, darf der Aderlass nicht verabsäumt werden. Aber freilich sind die Symptome von örtlicher Kongestion und Entzündung in unsern Tagen eine missliche Klippe für den Arzt und eine lebensgefährliche für den Kranken geworden, und es kommt hauptsächlich darauf an, diese Symptome nicht überall herauszudeuteln und sie nicht zu überschätzen. Leider begegnet das vielen Praktikern jetzt nur zu häufig, indem sie ein jedes Fieber erst aus der entzündlichen Affektion irgend eines Organs entstehen lassen, und die Essentialität des Fiebers als eines aus qualitativer und quantitativer Differenzirung des Nerven- und Blutsystems ursprünglich und absolut hervorgehenden Zustandes nicht anerkennen wollen. Auf diesen theoretisch-praktischen Irrthum, den der Franzose Broussais auf die äusserste Spitze getrieben, und den ich hier nur andeuten aber nicht weiter verfolgen kann, gründet sich die Zurückführung fast eines jeden Erkrankens auf Orgasmus oder arterielle und venöse Entzündung eines besondern mehr oder weniger wichtigen Organs. So wird leicht ein jedes sthenisches Fieber mit heftigem, anhaltenden Kopfschmerz, mit rothem Gesicht, mit Phantasien, Delirien oder gestörtem Bewusstseyn verbunden, zu einer Gehirnentzündung, und daraus die Indikation zu Aderlass, Blutegeln, kalten Umschlägen ohne Weiteres entlehnt. O! die Praxis ist federleicht, wo die Diagnose so leicht gegeben und abgefertigt ist; aber wehe auch dem Blute, den Kräften und dem Leben des armen Kranken! Was ich noch gelesen von feiner, scharfer Diagnose zwischen Entzündung der harten Hirnhaut, der Spinnwebehaut und der Gehirnmasse selbst, so kann ich nicht umhin zu gestehen, dass ich sie meinerseits sehr schwer und problematisch finde, und dass die Symptome eines heftig aufgeregten und eines entzündeten Gehirns sich sehr ähnlich sehen; wahrscheinlich aus keinem andern Grunde als, weil eine heftige und anhaltende Aufregung die Gehirnmasse am Ende entzündet, und die Entzündung sie mehr oder weniger aufregt.

Welche Symptome aber, um zum Praktischen zu gelangen, zeugen von einer bedenklichen Gehirnaffektion und indiciren Blutentziehung? Die wesentlichsten und dringendsten möchten folgende seyn: Schmerz, besonders im Hinterkopfe, heftiges und anhaltendes Klopfen der Temporalarterien, wilde, funkelnde Augen mit tiefgerötheter Konjunktiva, Schlafsucht und wirkliche, tiefe Betäubung, woraus der Kranke nur mühsam zu erwecken ist und worin er, kaum erweckt, gleich wieder verfällt, oder auch umgekehrt wilde, wüthende Delirien. Wo wir im sthenischen Fieber, besonders bei jugendlichkräftigen Subjekten, diese Symptome erblicken, wird, neben einer sonst angemessenen Behandlung, der Aderlass am rechten Orte seyn und sich oft nützlich erweisen. Ich sage oft; denn jede anhaltende Reizung des Hirns ist immer bedenklich und immer lebensgefährlich, trotz der angemessensten und bewährtesten Kunsthülfe. Im Uebrigen sey man gerade bei den Symptomen von Gehirnleiden mit dem Blutlassen nicht vorschnell. Wenn z. B. selbst die genannten dringenden Symptome sich bei mehrtägiger Verstopfung einstellen, so stehe man nicht an, erst durch Klystiere oder abführende Mittel nach unten zu deriviren. Man glaubt gar nicht, welch' einen Gehirntumult ein verhaltener Stuhlgang zu erregen vermag, und wie schnell er schwindet, wenn dieser erfolgt ist. Ehe man ferner Lanzette und Blutegel anlegt, berücksichtige man Alter, Geschlecht, Individualität, Aufenthaltsort, Umgebung des Kranken. Manche Kranke, welche von Natur sehr reizbar sind, leiden bei jeder leichteren Fieberwallung an Kopfschmerz, oder verfallen in Delirien und Schlafsucht; bisweilen sind sie heiss gebettet, oder das Krankenzimmer ist dumpf und heiss, oder die Umgebung regt den Kranken auf und übertreibt die Schilderung seines Zustandes. — Zu häufig sieht man, meines Bedünkens, bei Kindern Gehirnentzündung, da, vermöge der grössern Reizbarkeit des kindlichen Alters, sich zu jeder heftigeren Fieberwallung aus irgend einer Ursache leicht Schlafsucht und Phantasien gesellen, die sich aber meist eben so schnell verlieren als sie kommen. Eigentliche und wahre Hirnentzündung kommt gewiss im Kindesalter am seltensten vor, und aus der bei der Sektion gefundenen Wasseransammlung im Gehirn und seinen Häuten wird der Beweis vorhanden gewesener Entzündung schwerlich mit Recht entlehnt; denn solcher Hydrops ist wol häufiger eine Folge von Asthenie als Sthenie, oder, deutlicher zu sprechen, eher eine Folge eines schlaffen, unvollständigen und krankhaften, als eines überkräftigen Vegetationsprocesses oder früherer Entzündung. Nicht viel anders ist es mit dem weiblichen Geschlecht; auch das wird durch jede fieberhafte Reizung leicht zum Phantasiren aufgeregt oder auch um sein klares Bewusstseyn gebracht. Man urgire daher die Indikation zum Blutlassen bei Frauenzimmern nicht; trügerisch und unbeständig, wie ihr ganzes Wesen, sind auch ihre

Krankheiten. Heute, dem Gefühl und selbst den Symptomen nach, todesmatt und todtkrank, sind sie morgen schon auf dem Wege der Genesung.

Mutabilis res femina!

Man achte endlich in Betreff der Indikation zum Aderlass besonders darauf, ob die bedenklichen Symptome der Gehirnaffection, der klopfende Kopfschmerz, die Schlafsucht, das Phantasiren nur während der Fieberexacerbation hervortreten, oder fortwährend auch im Stadium der Remission anhalten. Im letzteren, immer schlimmen, Fall kann der Aderlass, so wie die kräftigsten *Derivantia* jeder Art nicht entbehrt werden, wenn auch der qualitativen Differenz des krankhaften Vegetationsprocesses dadurch nur indirekt begegnet wird.

Dem Kopfe zunächst kommt der Hals oder vielmehr die in ihm liegenden Organe des Schlingens und Athemholens in Betracht. Man begreift sämmtliche inflammatorische Symptome derselben unter dem Kollektivnamen *Angina* oder *cynanche*, in so fern dabei jedesmal das Schlingen und Athemholen erschwert ist, und dem Kranken Erstickung droht. Die gewöhnliche *Angina catarrhalis* ist selten so bedenklicher und gefährlicher Art; aber es gibt, ausser der bekannten und meist tödtlichen *Angina membranacea* des kindlichen Alters, noch bei Erwachsenen eine seltnere *Angina inflammatoria*, welche leicht in Brand übergeht und schnell tödtet. Die gefährliche und tückische

Seite dieser *Angina* besteht darin, dass sie sich, da gewöhnlich nur die *Uvula* und die Tonsillen mit der Schleimhaut der zunächstliegenden Theile entzündet sind, über den ganzen inneren Hals von der Zunge und der innern Wangenfläche an bis hinunter zu den Bronchien erstreckt. Es bedarf wol keiner Erläuterung, wie und warum eine so allgemeine Entzündung aller zum Schlingen und Athemholen bestimmten Organe leicht in Brand und Tod endet, und warum die schleunigste und kräftigste Antiphlogistik, wobei örtliche und allgemeine Blutentziehungen obenanstehen, hier indicirt ist, wenn man auch den Kranken vielleicht selten damit rettet. Glücklicherweise kommt diese *Angina gangraenosa*, wie sie wegen des schnellen Ueberganges in Brand gemeinhin genannt wird, selten vor, obgleich die alten Schriftsteller häufig davon reden, und schon in den hippokratischen Schriften wird ihrer gedacht und dabei bemerkt, dass wenn Geschwulst und Röthe sich auf den Nacken und die äussere Brust werfen, die Krankheit sich günstig scheide *). Die eigentliche *An-*

---

*) *ὁκόσοισι ξυνεξερευθείη ἡ φάρυγξ καὶ ὁ αὐχὴν, αὗται δὴ (κυνάγχαι) χρονιώτεραι, καὶ μάλιστα ἐξ αὐτέων τινες περιφεύγουσιν, ἢν ὅ τε αὐχὴν καὶ τὸ στῆθος, ἐρύθημα ἔχῃ καὶ μὴ πάλιν δρομέῃ τὸ ἐρυσίπελας εἴσω.* — *Prognosticon. Hipp. Tom. I. pg.* 114. Vgl. *Tom. II. pg.* 238 und *Tom. III. pg.* 754 und 762. — S. auch

gina gangraenosa, als selbstständige Krankheit und nicht als Anomalie des Scharlachs, scheint, aus dem schnellen Uebergang in Brand zu schliessen, erysipelatöser Natur zu seyn; erysipelatöse Entzündungen aber sind, wo sie auch vorkommen, tückisch und gefährlich. In so fern kann es freilich zum Vortheil des Kranken ausschlagen, wenn sie sich vom innern Halse nach aussen wirft, sey es auch nur, dass durch die Verbreitung nach aussen die Intensität der innern Entzündung gemässigt wird.

Am dringendsten aber ist die Indikation zum Aderlass und am unentbehrlichsten wird er uns bei Kongestion und Entzündung der Brustorgane und zunächst der Pleura und der Lungen. Die Funktionen dieser Organe sind theils zu wichtig, um nicht so bald und so viel wie möglich vor jeder Beeinträchtigung und Unterbrechung geschützt werden zu müssen, theils ist das Gewebe der Lungen zu zart und reizbar, um ohne Gefahr dynamischer oder materieller Störung, den ungezügelten Ueberdrang des Blutes oder den noch gefährlicheren

---

den *Aretaeus de morbis acutis.* ***Ed. Kühn. pg.*** 11 bis 14. Auf letztgedachter Seite heisst es: *ἀγαθὸν δὲ καὶ ἐν θώρηκι οἴδημα καρτερὸν, ἢ ἐρυσίπελας ἐμφανέως. καὶ ἰητρὸς δὲ ἀγαθον ἢ σικύη έἰς τὸν θώρηκα τὸ κακὸν ἀνήγαγε, ἢ σίνηπι ἐς τὰ στέρνα καὶ ἐς τὰ παρὰ γνάθους μέρεα ἐπιθεὶς εἵλκυσε ἔξω καὶ διέπνευσε.*

Process der Entzündung lange zu ertragen. In der Regel sind auch die charakteristischen, leidenden Symptome nirgends deutlicher und bestimmter ausgeprägt, als bei kongestiven und entzündlichen Zuständen des Brustfells und der Lungen, und ich werde mich in Betreff des Symptomatischen daher nur auf die zweideutigen, dunkeln und leicht übersehenen Zeichen beschränken, hinter denen oft eine Pleuritis oder Peripneumonie lauert, oder wodurch sie bisweilen simulirt wird.

Der Seitenstich gibt Indikation zum Aderlass, wenn sich der Schmerz fortwährend an einer bestimmten Stelle fühlbar macht und schon durch leichtes flaches Einathmen angeregt oder heftiger wird. Durch letzteren Umstand gibt sich die weite Ausbreitung der entzündlichen Affektion zu erkennen. Kann aber der Patient ohne Schmerz bis zu einer gewissen Tiefe einathmen, und schöpft er für gewöhnlich Luft genug, ehe das Athmen schmerzhaft wird; fühlt er ferner nur einen erträglichen Schmerz beim Husten, und kehrt dieser nicht zu häufig und anhaltend wieder, dann können wir uns mit örtlichen Blutentziehungen oder auch mit Senfteig und spanischen Fliegen, auf die schmerzende Stelle gelegt, begnügen. Hier kann man auch den *Tart. emeticus* nach Pechier in Anwendung ziehen; aber damit überhaupt den Aderlass bei pleuritischen und peripneumonischen Zufällen zu ersetzen, ist meine Meinung nicht. —

Mit den genannten örtlichen Hülfsmitteln, neben dem innern Gebrauch des *Nitrum* in Verbindung mit etwas Opium oder Hyoscyamus, reichen wir auch aus, wenn der pleuritische Schmerz flüchtig ist, und bald diese, bald jene Stelle einnimmt, von der einen nach der andern Seite hinüberspringt. Wir haben es dann gewöhnlich mit einer *Pleuritis costalis rheumatica* zu thun, wogegen wiederholtes und übertriebenes Aderlassen positiv schädlich ist, und leicht, wie von Grossi's Beispiel zeigt, den Tod nach sich ziehen kann, oder wenigstens den Kranken nicht zu retten im Stande ist.

Die sthenische Lungenentzündung gibt sich, wie einem jeden Praktiker bekannt ist, durch einen stumpfen, drückenden Schmerz in der Brust, mit kurzem, ängstlichem, schmerzhaftem, heissem Athem, bei manchmal hartem und vollem, manchmal kleinem und krampfhaftzusammengezogenem Pulse zu erkennen. Der Husten, der anfänglich oft trocken ist, zeigt weiterhin meist einen schaumigten blutgestreiften oder blutigen Auswurf. Die Indikation ist hier sehr selten zweifelhaft, wenn nicht etwa der Charakter des begleitenden Fiebers oder der Habitus des Kranken ganz besondere Rücksichten fordert. Aber es gibt eine verborgene, schleichende Lungen- und Brustfellentzündung, wo nur bei sehr tiefem Einathmen und Husten ein Gefühl von Schmerz und Druck in der Brust wahrgenommen wird, ja wo bisweilen tief eingeathmet und gehustet werden kann, ohne merkliches und bedeutendes Schmerzgefühl, und wo der Kranke nur über ein Gefühl von Druck im *Scrobiculo cordis* oder in den Seiten klagt, wobei er aber sowol auf den Seiten als auf dem Rücken ohne Beschwerde liegen kann. Ich habe einen solchen tückischen Fall erst im vorigen Jahre beobachtet, wo die Symptome eines bedeutenden Lungenleidens, das sich nach Monaten durch unerwarteten Auswurf von Blut und Eiter nur zu deutlich manifestirte, nicht etwa nur dunkel und unbestimmt waren, sondern, genau genommen, ganz fehlten, und die vieljährigen Klagen des Patienten über Magenschwäche und Verdauungsbeschwerden viel eher den Heerd des Leidens im Unterleibe suchen liessen. Wo wir auf solche tückische, zweideutige Symptome einer leider nicht immer zu heilenden chronischen Lungenentzündung stossen, muss die Behandlung freilich im Ganzen antiphlogistisch seyn und alles Reizende gemieden werden; aber Aderlass wird nur sparsam und mässig indicirt seyn, eher noch Blutegel und örtliche Ableitungsmittel, da applicirt, wo der Druck, Stich oder Schmerz in der Brust sich bisweilen zu erkennen gibt. Innerlich ist auch hier *Nitrum* mit etwas *Tart. emet.* in schleimigten Dekokten indicirt; nur muss man die genannten Mittel nicht zu anhaltend und nicht in zu grossen Gaben geben. Wenn es den Lungen auch vielleicht dienlich wäre; der übrige Körper verträgt sich auf die Dauer nicht damit. Diese chronischen Lungenentzündungen nämlich gehen entweder einem allgemeinen hektischen Zustande voran, oder begleiten ihn und folgen ihm. Davon noch ein Beispiel, auch wegen des schleichenden, tückischen Ganges bemerkenswerth. In diesem Frühjahr wendete sich ein Mann in den 30er Jahren an mich, der auf den ersten Blick an einem katarrhalisch-gastrischen Fieber zu leiden schien, was ihn nicht einmal ganz ans Bette fesselte. Er klagte hauptsächlich nur über Mangel an Appetit und bittern Geschmack, und seine Zunge war auch in der That gastrisch belegt, Er hustete wenig, wobei etwas Schleim von ganz indifferentem Ansehen ausgeworfen wurde; aber er wollte von diesem Husten und einem dann und wann fühlbaren Drucke in der Brust nicht viel wissen, weil er, wie er mir jedesmal vorexperimentirte, frei und tief einathmen konnte. Ihn beschäftigte und ängstigte nur sein Mangel an Appetit, mich sein Husten und der Druck auf der Brust, zu dem sich, was er nicht ableugnen konnte, zuweilen eine ängstigende Beklemmung gesellte. Ich nahm daher bei der Behandlung besonders auf die Symptome Rücksicht, welche, obgleich unbedeutend, wenn man die heftigen Fieberexacerbationen in der Nacht und die häufigen, starken, aber nicht erleichternden Schweisse in Anschlag brachte, auf ein tieferes Lungenleiden schliessen liessen. Um es kurz zu machen, trotzdem dass ich mein

Hauptaugenmerk auf ein verborgenes Brustleiden richtete, Blutegel an die Brust legte, eine spanische Fliege nachgehends längere Zeit unterhalten liess, und trotzdem dass ich eine antiphlogistische Bekandlung mit entsprechender Diät verband; so erfolgte doch nach achtwöchentlichem Hüsteln Blutauswurf, der sich seitdem, unter steigender Abmagerung, Kraftlosigkeit und hektischem Fieber, mit Eiter gemischt wöchentlich oder auch alle 14 Tage wiederholt.

So gibt es aber umgekehrt eine andere Brustaffection, die sogenannte *Peripneumonia notha, catarrhalis* oder *pituitosa,* welche sehr häufig, besonders bei alten Leuten vorkommt, und manchmal, ohne gerade sehr inflammatorisch zu seyn, heftige und bedenklich scheinende Symptome von Inflammation simulirt, durch die man sich nicht gleich zu reichlicher oder gar wiederholter Blutentziehung verleiten lassen muss. So lange nämlich bei diesem akuten Brustkatarrh der Schleim noch fest sitzt und zähe ist, klagen die Patienten oft sehr über Stiche in der Brust, besonders beim tiefern Athemholen und beim Husten. Da bei alten Leuten nicht ohne Noth Blut entzogen werden darf, und ein unzeitiger und unnöthiger Aderlass hier gerade oft die wohlthätige, kritische Schleimabsonderung stört, verzögert oder ganz unterdrückt, so ist in der Regel das Einathmen erweichender Dämpfe, eine Lösung von Salmiak oder *Nitrum* mit *Tartarus emeticus* in schleimigten Dekokten, und späterhin, wenn der fieberhafte Zustand nachgelassen, Salmiak mit Spiessglanzwein in einem Senegadekokt vorzuziehen. Ist aber der Husten in der ersten, fieberhaften Periode sehr heftig, trocken und anhaltend, so dass das Blut dadurch gewaltsam nach Brust und Kopf getrieben wird, sind die Patienten zudem plethorisch und wohlbeleibt; so ist ein Aderlass von 8 bis 12 Unzen, oder von 3 bis 4 Theetassen Blut, eben so wohlthätig als nothwendig. Nie aber lasse man sich unter solchen Umständen zu wiederholten Aderlässen verleiten, weil, wie gesagt, die Kräfte darunter zu sehr leiden und man Gefahr läuft, die kritische Schleimabsonderung, die *sputa cocta,* dadurch zu unterdrücken und ein *Asthma pituitosum* herbeizuführen, welches Lähmung der Lungen und Tod zur Folge hat.

Dagegen möchte ich die Aufmerksamkeit der Praktiker auf die oft verkannte und versäumte Lungenentzündung des zarten kindlichen Alters leiten, weil hier theils manche Symptome fehlen, welche bei Erwachsenen die Diagnose erleichtern und bestätigen, theils dem Kinde die Sprache fehlt, seinen Schmerz und den Sitz desselben deutlich zu bezeichnen. Die konstantesten Symptome sind nach meiner Erfahrung: ein kurzer, jagender Athem, was oft von einem kurzen, stossenden Husten unterbrochen wird, wobei die kleinen Wesen zwischendurch laut aufschreien, aber eben so schnell wegen des Schmerzes wieder verstummen. Charakteristisch ist dabei, dass sie gewöhnlich bis kurz vor dem Todeskampfe klares Bewusstseyn haben, nämlich nach Verhältniss ihres Alters; aber sie sind sehr unruhig, wollen stets getragen seyn, wahrscheinlich weil die horizontale Lage in der Wiege oder im Bette ihnen das Athmen noch mehr erschwert. Ist die Entzündung und, ihr entsprechend, der Schmerz sehr heftig, so fehlt bisweilen der kurze, trockne Husten fast ganz, und man merkt nichts, als den Ansatz dazu, worauf sie meist einen kurzen, kläglichen Schrei ausstossen. Schlägt man die Körperbedeckung zurück, so lässt die gewaltsame *respiratio abdominalis* keinen Zweifel über den bedrängten Zustand der Lungen. Ohne schnelle Kunsthülfe laufen diese Lungenentzündungen der Kinder in den beiden ersten Lebensjahren meist tödtlich ab, oder hinterlassen doch eine Engbrüstigkeit, die früher oder später zum Tode führt. Das Erste ist hier die Anlegung von Blutegeln an die Brust, 4, 6, 8 bis 12 Stück nach dem Alter; eine mehrstündige Nachblutung, bis der Athem tiefer und freier, und das kurze, trockne Hüsteln zu einem freiern, schmerzlosern, tieferen Husten wird. Nach der örtlichen Blutentziehung eine spanische Fliege auf die Brust, und innerlich kleine Dosen *Nitrum* mit *Vin. Antim.* nach Verhältniss des Alters, Z. B.

℞. *Nitri depurati* ℈j — ʒß
solve
Dec. rad. Alth. ℥iv
(*ex* ʒß)
adde
Vini Ant. Huxh. ʒß — ʒj
Succ. Liq. depur. ℈j
M. S. Alle Stunden ½ bis 1 Esslöffel voll zu geben.

Da der Kindermagen sehr reizbar ist, so thut man wol, gleich etwas Schleimigtes nachtrinken zu lassen. Brechmittel gleich Anfangs sind hier schwerlich am rechten Orte; dienlicher aber und fast unentbehrlich, wenn der Schleim in der Brust zu rasseln anfängt, den die Kinder gewöhnlich niederschlucken. Zwischendurch etwas *Calomel* mit *Sulph. aurat.* ist sehr zweckmässig. Z. B.

℞. *Calomel gr.* ß — j
Sulphur. Ant. aur. gr. ⅙ — ⅓
Extr. Hyoscyami gr. j
Elaeos. anis. gr. v
Sach. albi gr. xv
M. Disp. tal. dos. Nr. vj. *S.*
Zwei- bis dreimal täglich 1 Pulver zu geben.

Diese Pulver befördern zugleich den Stuhlgang, den man auch, wenn er zögert, durch Klystiere unterstützen muss. Sind die Symptome nicht sehr urgirend, die Respiration zwar sehr beschleunigt, aber der Husten ziemlich frei, tief und nicht zu trocken, so reicht man oft schon mit der schleimigten *Sol. Nitri* aus, wozu man späterhin zweckmässig *Syr. Senegae* oder kleine Gaben des Extrakts setzen kann. — Ich habe mich etwas ausführlich über die *Peripneumonia infantilis* ausgelassen, weil sie zu den gefährlichsten und wichtigsten Krankheiten des kindlichen Alters gehört, die leicht verkannt wird und nicht wenige Kinder hinrafft.

Von der sogenannten *Peripneumonia* oder *Pleuritis biliosa* ein Mehreres, bei den zweifelhaften und falschen Indikationen zum Aderlass.

In der Brust sind aber nicht allein die Lungen und das Brustfell entzündlichen Affectionen unterworfen, sondern, obgleich seltner, auch der Herzbeutel und das Herz selbst. Aber die Symptome der *Carditis* und *Pericarditis* sind unsicher, zweideutig und trügerisch. Druck und Schmerz in der Herzgegend, Ohnmachten, heftiges Herzklopfen, bei unordentlichem Pulse, Brennen in der Brust, trockner, klingender, bisweilen mit blutgestreiftem Auswurf verbundener Husten, wechselnde Gesichtsfarbe, entstellte Gesichtszüge, werden als die wesentlichsten und charakteristischen Symptome der Herz- und Herzbeutelentzündung genannt. Aber man kann nach heftigen Gemüthsaffekten, und bei sehr reizbaren, hysterischen oder hypochondrischen Individuen die meisten der genannten Symptome wahrnehmen, ohne dass darum *Carditis* und *Peri-*

carditis vorhanden ist. Es ist mit dem menschlichen Herzen eine ganz eigne Sache; seine physischen Eigenheiten und Gebrechen sind nicht minder dunkel, zweideutig und voll Widersprüche, als seine moralischen, und werden dem Arzte und Psychologen in Ewigkeit noch viel zu schaffen machen. Wegen der Trüglichkeit aber der Herzleiden, hat sich der Arzt einmal zu hüten, nicht zu häufig Herz- und Herzbeutelentzündung zu präsumiren und zweitens, eben weil die Diagnose unsicher und trüglich ist, in der dadurch angezeigten Venäsektion Maass zu halten.

Abgerechnet mechanische Verletzungen, gibt nach meiner individuellen Erfahrung am häufigsten rheumatische und arthritische Metastase zu einem entzündungsartigen Leiden des Herzens oder Herzbeutels Veranlassung. Ich habe selbst einige Fälle dieser Art beobachtet und sogar durch eine mässige antiphlogistische und derivirende Behandlung glücklich geheilt. Am schlimmsten und hartnäckigsten ist mir diese Art von Herzleiden bei einem Frauenzimmer in den 20er Jahren vorgekommen, an dessen Herstellung ich fast verzweifelte. Die Beklemmung, so wie der Schmerz in der Herzgegend, das Herzklopfen, das man sehen und hören konnte, quälte und ängstigte die Kranke auf eine furchtbare Weise. Sie litt ursprünglich an einem äusserst heftigen *rheumatisme goutteux*, wie die Franzosen es sehr gut und richtig benennen, wobei die meisten Muskeln, Sehnen und Gelenke betheiligt waren, so dass sie sich in den ersten Wochen gar nicht rühren konnte. So wie sie aber in der Besserung fortschritt und die Gelenke freier geworden waren, das Fieber sie bis auf eine gelinde Exacerbation des Abends verlassen hatte, stellte sich das Herzleiden ein, wo ich nicht irre, nach einem heftigen Aerger. Die Heftigkeit des unverkennbaren Herzleidens dauerte an sechs bis acht Wochen; von da an liessen die quälenden Symptome mehr und mehr nach, obgleich das Herzklopfen bei jeder körperlichen oder geistigen Aufregung noch lange Zeit wiederkehrte. Die besten Dienste leisteten mir, nach mehrmaliger Anlegung von Blutegel in der Herzgegend, eine lange unterhaltene spanische Fliege nebst *Liq. antarthrit. Elleri* mit Opium versetzt. Den Aderlass hielt ich durch die, vom mehrwöchentlichen Fieber und die mit antiphlogistischer Diät verbundene schwächende Behandlung, schon merklich mitgenommenen Kräfte kontraindicirt, und die vollständige Genesung ohne ihn hat mich über meine etwaige Unterlassungssünde vollkommen beruhigt. Auf ähnliche Weise litt und leidet zum Theil noch ein junger Mensch, der unter meines Vaters Behandlung schon zwei heftige und langwierige Anfälle von *rheumatisme goutteux* glücklich überstanden hatte. Er wurde darauf auswärts zum dritten Male befallen, und eine erst zu schwächende, dann zu reizende Behandlung begünstigte wahrscheinlich eine Metastase auf den Herzmuskel, die sich besonders durch ungestümes Herzklopfen und Schlaflosigkeit kund that. Der Gebrauch des Opiums hat sich hier am heilsamsten bewiesen; der Gebrauch des Eilsner Schlammbades, der ihm gerathen worden ist, hat wenig oder nichts geleistet, eher geschadet. Von Aderlassen konnte bei diesem Patienten vollends die Rede nicht seyn; denn nur durch ein höchst verwirrtes, und besonders anfangs zu schwächendes, purgirendes Verfahren, welches die nothwendige und heilsame Hautkrise gestört und unterdrückt hatte, war das Herzleiden ursprünglich bedingt worden.

Die wahren Empfindungen der Organe des Unterleibes bedingen ebenfalls strenge allgemeine und örtliche antiphlogistische Behandlung; aber man hüte sich sofort, ohne besonnene und genaue Erwägung der Umstände auf Unterleibsentzündungen zu schliessen und zu kuriren; ausser man müsste denn wirklich meinen, dass Broussais *Gastro-entérite* die Angel ist, um die sich die ganze Pathologie und Therapie zu drehen hat. Blicken wir hier zuvörderst auf die Symptome der Gastritis, so wird ein jeder erfahrne Praktiker gestehen, dass man sie bei jedem Erbrechen, bei jeder Cholera, bei jedem heftigen und anhaltendem Magenkrampf erblicken, und dadurch leicht zu einem unangemessenen und übertriebenen antiphlogistischen Verfahren verleitet werden kann, wo ein *Pulvis aerophorus* oder eine *Potio Riverii*, eine Tasse Kamillenthee mit *Liq. anodynus* oder einem Paar Tropfen *Tinct. Theb.* und schmerzstillende, reizende, ableitende Einreibungen, ohne ängstliche, missliche Weitläufigkeit, mehr und Bessres geleistet hätten. Wegen Cholera bin ich, so lange ich hier *) praktizire, noch nie veranlasst worden, zur Ader zu lassen, oder Blutegel anzulegen, und ich wüsste mich, ehrlich gesprochen, keines Falles zu erinnern, der unglücklich abgelaufen wäre, obgleich das Erbrechen oft lange anhielt, und die Kranken über heftige Schmerzen im Magen und den dünnen Därmen klagten. Man muss bei der Cholera in Anschlag bringen, dass die konvulsivischen Kontraktionen des Magens und der Därme, der Reiz der häufiger und reizender abgesonderten Galle nicht anders als höchst schmerzhaft seyn kann, ohne dass eigent-

*) Ich sage hier; denn Cholera und Ruhr sind sich nicht überall gleich, und was *in terra et sub coelo Hamburgensi* genügt, kann gern anderswo nicht zureichen. Die Cholera kann sich gewiss in einzelnen Fällen bis zur Magenentzündung und die Ruhr bis zur Darmentzündung steigern; aber in der Regel ist es nicht der Fall, wenigstens bei uns nicht, wo die Krankheiten überhaupt einen milden Charakter haben, und sich allgemein selten oder nie bösartig gestalten.

liche Entzündung im Spiele zu seyn braucht, wozu sich die katarrhalisch - rheumatische Reizung des Magens und der Därme nur im schlimmsten, bösartigen Falle steigert, oder durch eine zweckwidrige Behandlung. Welche furchtbare, unerträgliche Schmerzen verursacht nicht bisweilen der hysterische Magenkrampf, und wie anhaltend ist er nicht bisweilen, wie häufig kehrt er nicht wieder, ohne je in Entzündung auszuarten?

Sehr misslich und gefährlich aber sind, abgerechnet die Vergiftung mit scharfen und ätzenden Substanzen, die Affektionen des Magens, welche als Metastasen der Gicht, des Rheumatismus und des Erysipelas auftreten. Hier ist nach Umständen theils die schleunigste, allgemeine und örtliche Blutentziehung indicirt, theils die stärksten epispastischen und derivirenden Mittel. Mit diesen fatalen Metastasen ist nicht zu scherzen, und man hüte sich vor Allem sie durch unzweckmässige Behandlung erysipelatöser, gichtischer und rheumatischer Entzündungen der Gliedmassen zu begünstigen. Unzweckmässig aber nenne ich die zu weit getriebene antiphlogistische Behandlung der letztern, die unermüdete örtliche Blutegelei, oder gar die als unschuldig und nützlich empfohlenen kalten Fomentationen um die entzündlichen Symptome an den leidenden Gliedmassen zu beschwichtigen. Diese gutgemeinte Beschwichtigung kann das Leben kosten, wenn die zurückgedrängte erysipelatöse, gichtische oder rheumatische Entzündung sich auf den armen Magen wirft; denn alles Blutlassen, alle Epispastika und alle sonstigen Mittel der Kunst sind nur zu oft ausser Stande, sie wieder nach den verlassenen Gliedmassen zu locken.

Deutlicher und charakteristischer sind die Symptome der Leberentzündung, obgleich wegen der Nachbarschaft des Magens, der Lungen, der Nieren die Diagnose bisweilen verdunkelt werden kann. Aber, wie bei allen Krankheiten, weisen auch hier die früheren Gesundheitsumstände, die Lebensverhältnisse und Lebensweise des Kranken, die Jahreszeit, die Gelegenheitsursache auf das Organ hin, welches hauptsächlich und ursprünglich betheiligt ist. Als die wesentlichsten und wichtigsten Symptome der Leberentzündung machen sich geltend: der stechende, bisweilen stumpfe Schmerz in der Lebergegend, je nachdem der obere gewölbte, oder der untere, konkave Theil der Leber leidet, Stiche und Schmerzen in der rechten Schulter, Gefühl von Hitze in der Lebergegend, bisweilen fühlbare und sichtliche Schwellung derselben, Magendrücken, bittrer Geschmack, bittres Aufstossen, gallichtes Erbrechen, Symptome von Gelbsucht, die selten ganz fehlen, obgleich manchmal nur die Albuginea gelblich, besonders in den Augenwinkeln, schimmert und nichts als gelbe Streifen um die Nasenflügel und den Mund zu sehen sind. Es ist keine Frage, dass hier zuvörderst allgemeine und örtliche Blutentziehung indicirt ist, wenn die Entzündung sich heftig anlässt, das begleitende Fieber einen sthenischen Charakter zu erkennen gibt, und das kranke Individuum von kräftiger, plethorischer Konstitution ist. Man begnüge sich aber mit örtlicher Blutentleerung, wenn man mit einem geschwächten, kachektischen, nicht allzujungen Subjekt zu thun hat, dessen chronische Leberbeschwerden in Entzündung ausbrechen. Ueberhaupt gedenke man durch den Aderlass nur den heftigen Andrang des Blutes nach der entzündeten Leber zu mässigen und abzuwenden, der besonnene Gebrauch des Kalomels thut dann am besten das Uebrige.

Bei der *Splenitis* oder Milzentzündung, die man nur nicht zu häufig sehen muss, und deren Symptome nicht immer so deutlich ausgeprägt sind, weil im schlaffen Gewebe derselben bedeutende Kongestion und Entzündung statt finden kann, ohne einen entsprechend heftigen Schmerz, sondern oft nur mit dem Gefühl von Druck und Schwere in der Milzgegend, — bei der *Splenitis* sind Aderlässe um so eher und kräftiger indicirt, als die Milz ein so blutreiches Gebilde ist, und leicht Anschwellung derselben und Anlage zu neuer Entzündung zurückbleibt. Entzündung lässt sich befürchten und vermuthen, wenn fliessende Menses oder Hämorrhoiden plötzlich stehen geblieben sind, und zu den fixen Schmerzen und Stichen im linken Hypochondrium sich wohl gar Blutbrechen gesellt.

Die Entzündung der Nieren (*Nephritis*), welche sich durch brennenden Schmerz in der Nierengegend, der seine Stelle nicht verändert und mit gleicher Heftigkeit andauert, und durch sparsame, schmerzhafte, oft tropfenweise Entleerung eines dunkelrothen, bisweilen blutigen, eiterartigen Urins auszeichnet, ist immer gefährlich und kann leicht durch Brand tödten. Sie erfordert daher, wofern wir nicht mit einem sehr schwächlichen Subjekt zu thun haben, schleunigen und reichlichen Aderlass, dann aber sogleich laue Bäder, warme Umschläge, und sowohl innerlich als äusserlich besänftigende, krampfstillende Mittel. Bei schwächlichen Subjekten müssen wir uns mit Blutegeln oder Schröpfköpfen begnügen. Unentbehrlich ist aber meist der innere und äussere Gebrauch des Opiums, besonders wenn Nierensteine die Haupt- und Mitveranlassung sind. Im letzteren Fall kann der Aderlass auch ganz entbehrt werden, wenn der Kranke sich zeitig an uns wendet, ehe durch die heftige Reizung entzündliche Kongestion in den Nieren zu Stande gekommen ist. Ist Missbrauch diuretischer Mittel, besonders der Kanthariden, die Ursache, so kann man ebenfalls oft des Blutlassens überhoben seyn, und sich, neben dem innern und äussern Gebrauch von Opium und Kampher, mit diluirenden und schleimigten Getränken und einer *Potio Riverii* begnügen.

Auch die Entzündung der Blase, *Cystitis*, bedarf des Aderlasses; aber freilich nur die wirklich vorhandene, denn nicht jede schmerzhafte Affection derselben, nicht jede Strangurie und Dysurie ist für Entzündung zu nehmen und als solche zu behandeln. Die Blasenhäute sind dem Rheumatismus und dem Katarrh so gut unterworfen, wie die Schleimhäute anderer Organe, und bei den genannten Uebeln braucht man die antiphlogistische Behandlung nicht zu übereilen und zu übertreiben. Man gelangt da besser und leichter zum Ziel mit milden antiphlogistischen und krampfstillenden Mitteln, mit schleimigten Getränken, mit warmen Umschlägen, mit Entleerung des Urins durch den Katheter, wenn er freiwillig gar nicht fliessen will. — Erkältung ist die häufigste Ursache von Blasenentzündung, bisweilen Versetzung der Hämorrhoiden auf die Blase. In letzterem Falle müssen wir wo möglich durch Blutegel an das Perinäum und *ad anum* abzuleiten suchen; denn die Blase leidet bei dieser Versetzung zu sehr, und geht früher oder später, besonders im spätern Alter daran zu Grunde, was natürlich den ganzen Menschen mit in's Grab zieht. Darum hüte man sich durch innere und äussere Mittel, den kontagiösen Tripper während der ersten, entzündlichen Periode in seinem Verlauf zu stören; denn dadurch führt man leicht, ausser den leidigen Strikturen, akute und chronische Entzündung der Blase herbei, mit ihren verschiedenen traurigen Ausgängen in Verdickung der Blasenhäute, in Vereiterung, Lähmung u. s. w., die kein Aderlass und keine noch so liberale Antiphlogistik wieder gut zu machen im Stande ist.

Was soll ich von der Metritis sagen? Sie indicirt auf jeden Fall Aderlass; aber wir legen selten viel Ehre damit ein. Glücklicherweise kann der Uterus viel vertragen, und so leicht kommt es nicht zu Entzündung desselben, trotzdem dass er nicht immer sehr glimpflich bei Entbindungen behandelt wird. Nur mit dem Kaiserschnitt will er sich noch immer nicht recht befreunden, und vereitelt seinen Erfolg meist durch tückische Entzündung, die des Aderlasses und aller Mittel der Kunst spottet.

Mit und ohne die eben genannte Metritis kommt die gefährliche Peritonitis vor. Bei beiden Geschlechtern entsteht sie bisweilen aus Erkältung, besonders gern aber als metastatische Folge von Gicht und Rheumatismus, oder zurückgetretenen akuten und chronischen Ausschlägen. Sie unterscheidet sich von der noch schlimmern Enteritis durch die Abwesenheit der hartnäckigen Verstopfung, durch den weniger heftigen und fixen Schmerz, und oft fehlt auch das Erbrechen. Den Aderlass erfordert die Peritonitis schon darum, weil dem Mitleiden der Gedärme dadurch vorgebeugt werden kann; denn pflanzt sich die Entzündung vom Peritonäum auf diese fort, so ist die Kunst meist am Ende. Am häufigsten und misslichsten ist die *Peritonitis puerperarum*, wogegen sich die freilich indicirte kräftig antiphlogistische Behandlung und namentlich reichliche Blutentziehungen, bis jetzt aber nicht so hülfreich bewiesen haben, um davon hauptsächlich und ausschliesslich alles Heil zu erwarten. Die zu liberale Anwendung der Lanzette ist besonders zu meiden, wenn heftiger Durchfall damit verbunden ist. Als ich gelegentlich mit Doctor Fricke über diesen Gegenstand sprach, bemerkte er mir, dass alle antiphlogistisch, mit allgemeiner und örtlicher Blutentziehung, behandelte Fälle von *Perit. puerp.* im hiesigen Krankenhause tödtlich abgelaufen seyen; besser habe sich dagegen die Anwendung des *Oleum Terebinthinae* bewährt.

Angehende Aerzte haben sich aber besonders zu hüten, nicht so schnell die *Perit. puerp.* zu präsumiren, und nicht ohne Noth die Wöchnerin um ihr Blut und ihre daran gebundenen Kräfte zu bringen. Die Nachwehen, woran besonders die Frauen leiden, welche schon mehrmals geboren haben, können den unerfahrnen, ängstlichen Praktiker leicht täuschen, und er muss daher nicht die Unterleibschmerzen allein beachten und darauf das meiste Gewicht legen, sondern den ganzen Zustand der Wöchnerin in's Auge fassen, auf stockende Lochien, sehr sparsame, oder ganz fehlende Milchsekretion, Beschaffenheit des Pulses, Beschaffenheit der Zunge u. s. w. Rücksicht nehmen. Bei bloss krampfhaften Nachwehen ist der Puls klein, aber wenig beschleunigt und nicht hart; wo dagegen Peritonitis im Anzuge oder schon vorhanden ist, finden wir ihn sehr beschleunigt und meist hart, wenn auch, wie bei Entzündungen der Unterleibsorgane gewöhnlich der Fall ist, klein und krampfhaft zusammengezogen. So pflegt auch bei letzeren gleich eine grosse Empfindlichkeit der Augen gegen das Licht vorhanden zu seyn, auch wol die Sehkraft zwischen durch zu erlöschen, und der Blick des Auges starr und glänzend zu werden. Es ist zu wichtig, hier nichts zu versäumen und nichts zu übereilen, und ich theile daher mit, was die Erfahrung tüchtiger Praktiker sagt, und was ich am Krankenbette bestätigt gefunden habe.

Wirkliche Enteritis, nicht der Transrhenanen überall spukende *Gastro-enteritis*, kann der örtlichen und allgemeinen Blutentziehungen am wenigsten entbehren; aber man muss auch diese nicht zu häufig sehen, nicht bei jeder Cholera, bei jedem Durchfall, bei jeder Dysenterie, obgleich sogar die genannten Krankheiten mehr oder weniger auf kongestiver und entzündlicher Reizung der Darmhäute mit beruhen. Denn diese sind dem Katarrh und dem Rheumatismus so gut unterworfen, wie die Schleimhaut der Nase, wie die Pleura, die

Schleimhaut der Bronchien und der Lungen; und Cholera sowol wie Dysenterie, die am häufigsten in der Sommerhitze, bei jähem Temperaturwechsel oder dem hastigen Genuss kalter Speisen und Getränke bei erhitztem Körper, vorkommen, sind meist katarrhalischer und rheumatischer Natur, sind Katarrhe und Rheumatismen des Darmkanals. Die nervenreiche Haut aber des Darmkanals, besonders der *Tenuia*, machen die katarrhalischen und rheumatischen Affektionen desselben ungleich schmerzhafter und in der That auch gefährlicher, als dieselbe Affektion der schneiderschen Haut des innern Halses, der Pleura und selbst der Lungen. Man muss daher theils auf die ursächliche Veranlassung des Darmleidens, theils auf die Heftigkeit der Symptome, theils endlich auf den allgemeinen Charakter der Cholera und Dysenterie Rücksicht nehmen, wenn sie epidemisch und endemisch grassiren. Hier in Hamburg z. B. sind die Symptome der Dysenterie im Ganzen gelinde und gutartig, so dass man wol selten nöthig hat, zu einem energischen, antiphlogistischen Verfahren zu schreiten, und in der Regel mit milden Abführungsmitteln, mit schleimigten, kühlenden Getränken, mit warmen Fomentationen oder schmerzstillenden Einreibungen ausreicht. Eben so ist es mit der Cholera, die auch nicht so leicht einen lebensgefährlichen Charakter annimmt. Letztere aber ist bekanntlich in heissen Klimaten eine der schnelltödtlichsten Krankheiten, und hat als sogenannter *cholera morbus* in Ostindien und den angrenzenden Ländergebieten furchtbare Verheerungen angerichtet.

Am häufigsten aber und gefährlichsten entsteht die Enteritis durch eingeklemmte Brüche, Vergiftung mit ätzenden Substanzen, die nicht unmittelbar durch Gastritis tödten, durch penetrirende Bauchwunden, unterdrückte Hämorrhoiden, nicht zu Stande kommende oder unterdrückte Menstruation, zurückgetretene Gicht oder Podagra. Die charakteristischen, ominösen Symptome, welche meist neben andern zweckdienlichen Mitteln den Aderlass indiciren, sind: ein brennender Schmerz, der, wenn zurückgetretene Gicht oder Erkältung im Spiele ist, anfänglich herumvagirt, aber gleich eine bestimmte Stelle im Unterleib behauptet, wenn ein eingeklemmter Bruch zum Grunde liegt. Dabei zeigt sich der Unterleib auch gegen die lindeste äusserliche Berührung so empfindlich, dass ihm selbst die leichteste Bedeckung lästig wird. Hartnäckige Verstopfung, schmerzhafter Singultus, grünes Erbrechen, das zuletzt in Kothbrechen übergeht, kühle Extremitäten, schmerzliches Gesicht, ängstliche Unruhe, gläserne Augen, ein kurzer, trockner Husten, kleiner, schneller, harter Puls, zuletzt noch ein verdächtiger Meteorismus vollenden das Bild dieser tückischen Krankheit. — Die minder akute Enteritis hat aber das Schlimme, dass sie bisweilen vorhanden ist, ohne dass die angeführten Symptome stark und deutlich ausgeprägt sind, so dass selbst der Schmerz bei äusserm Druck unbedeutend ist, statt Verstopfung eher Durchfall quält, der Kranke hauptsächlich nur über eine auffallende Beängstigung und Unruhe klagt, und die Physiognomie sehr verändert ist. Dieser schleichende Gang ist Ursache, dass wir bisweilen zu solchen Kranken erst dann gerufen werden, wenn der Uebergang in Brand schon bevorsteht oder erfolgt ist, wovon ich selbst bei einem Manne aus der arbeitenden Klasse ein auffallendes Beispiel erlebt habe. Er hatte lange an Durchfall gelitten, und diesen durch fleissigen Genuss von bitterm Branntwein, durch Reiss mit Rothwein und andere stopfende Speise angehalten. Als der Durchfall dergestalt beseitigt worden war, bemächtigte sich seiner ein allgemeines Unwohlseyn, Uebelkeit bis zum Erbrechen, Unvermögen zu stehen und zu gehen, und er sah sich genöthigt das Bett zu hüten. Weder er selbst noch seine stumpfe Umgebung ahnte etwas schlimmes dabei, bis nach einigen Tagen auf einmal die Vorboten des Brandes und des nahenden Todes schnell nach einander eintraten. So fand ich ihn am vierten Tage seiner Krankheit oder vielmehr Bettlägerigkeit; der Puls kroch nur noch, der aufgetriebene Leib war gegen Druck schon gefühllos, die Besinnung zwar noch vorhanden, aber die Sprache lahm und lallend. Ich brauche wol nicht zu sagen, dass hier nur ein Todesschein auszufertigen war. So überschleicht aber der Darmbrand fast nur, wenn die Entzündung in den dicken Därmen ihren Sitz aufgeschlagen hat: die Empfindlichkeit derselben ist nicht so gross, und die Rückwirkung auf den Magen nicht so gewaltsam.

Tückisch ist bisweilen auch die *Colica menstrualis* junger Mädchen, welche an *retentio mensium* leiden, oder bei denen die Periode unregelmässig wiederkehrt, oder auch während des Flusses plötzlich stockt. Man muss sich zwar beim ersten Auftreten derselben nicht gleich zu Aderlass und Blutegelei hinreissen lassen, wenn aber der hier besonders, fast specifisch, wohlthätige innerliche und äusserliche Gebrauch des Opiums nicht nach einigen Stunden Linderung verschafft, und wenn die warmen Fomentationen des Unterleibes sich nicht dienlich erweisen, dann zögere man nicht mit örtlicher und allgemeiner Blutentziehung. Es kommt freilich sehr darauf an, ob man ein vollsaftiges, blutreiches Individuum vor sich hat, oder ein schwächliches, chlorotisches Frauenbild, in der hochpoetischen Sprache des Tages zu reden; aber man muss in diesem Falle mit in Anschlag bringen, dass aus dem hartnäckigen, anhaltenden Krampf in den Blutgefässen des Unterleibes sich leicht entzündliche Kongestion und partielle Entzündung herausbilden kann. Kurz, man fange mit Opium, warmen Fomentationen und erweichenden Klystieren an; aber man beharre nicht zu lange dabei, wenn diese Mittel nicht in den ersten zwölf, höchstens vierundzwanzig Stunden entschiedene Milderung der Symptome bewirken. *Vestigia terrent;* ich habe einen schlimmen Fall beobachtet, wo statt fortgesetzter antispasmodischer Behandlung, wahrscheinlich ein Aderlass zweckdienlicher gewesen wäre. Mit dieser seltneren *Colica menstrualis* bitte ich aber nicht die gewöhnlichen Symptome der *menstruatio difficilis* zu verwechseln, woran manche chlorotische, schwächliche Mädchen alle vier Wochen leiden, und die sich mit etwas Kamillenthee, 5 bis 10 Tropfen *Tinctura Thebaica*, einem warmen Fussbade, warmen Fomentationen auf dem Unterleibe, wodurch der Eintritt der *Menses* gefördert wird, bald und leicht beschwichtigen lassen.

So viel von den entzündlichen Affektionen des Unterleibes, welche, *exceptis excipiendis* und unter den angedeuteten Kautelen, Blutentziehung rechtfertigen und erheischen. Wie viel und wie oft, davon weiterhin umständlicher.

III. Geben bisweilen die exanthematischen Fieber, namentlich die Blattern, die Masern, der Scharlach vor und selbst nach dem Ausbruch des Exanthems Indikation zum Aderlass. Vor dem Ausbruch können und müssen wir die Blutentziehungen in Gebrauch ziehen, wenn der Fiebererethismus sehr heftig ist, wenn die Kranken jugendlichkräftige, gutgenährte und vollsaftige Subjekte sind, wenn sie soporös daliegen oder umgekehrt wild und heftig phantasiren, wenn die Haut sehr trocken, heiss und gespannt ist. Indem wir hier durch Blutentziehung die Saftmasse überhaupt mindern, beschwichtigen wir zugleich die heftige, ungestüme Aufregung derselben, begünstigen, aus früher angegebenen Gründen, eine ruhigere, regelmässigere Blutbewegung, und dadurch die Funktionen der se- und excernirenden Organe und also auch der Haut. So ist ein zeitiger Aderlass oft das einzige und beste Mittel den Ausbruch der Blattern, der Masern und des Scharlachs zu fördern, und dadurch die Versetzung der sogenannten Ausschlagsmaterie auf Kopf, Brust oder Unterleib zu verhüten. Am dringendsten ist der Aderlass bei den Masern angezeigt, wenn die Patienten überhaupt eine schwache Brust, und vielleicht gar eine erbliche Disposition zu Brustleiden haben, und die Brust nicht allein sehr beklemmt, sondern das Athemholen schwer und schmerzhaft, und der Husten sehr trocken und heftig ist. Die Masern hinterlassen überhaupt gern bedenkliche Brustaffektionen, hartnäckigen Husten, schleichende Lungenentzündungen, Engbrüstigkeit, und es ist eine alte, wolbegründete Erfahrung, dass mehr Kinder an den Nachkrankheiten der Masern, als an ihnen selbst zu Grunde gehen. Bei Kindern muss man aber mit dem Aderlass nicht so liberal seyn, obgleich selbst Sydenham bei den zartesten Kindern — *tenerrimis infantibus* *) — ihn empfohlen und angewendet. Man kommt da, meines Erachtens, mit innerlich und äusserlich kühlender Behandlung und Anlegung von Blutegeln an die bedroheten Organe eben so weit, und geht sichrer. — Vorsichtig und behutsam muss man jederzeit mit dem Aderlass beim Friesel seyn, weil das ihn begleitende Fieber so leicht und so häufig einen nervösen und putriden Charakter annimmt, und meist unter Umständen erscheint, welche schnelles Sinken der Kräfte und Kolliquation befürchten lassen.

Nach dem Ausbruche der ebengenannten Exantheme müssen wir bisweilen ebenfalls zum Aderlass greifen, wenn die Heftigkeit des synochischen Fiebers, statt nachzulassen, noch immer steigt, und die Symptome von Kongestion und Entzündung in edeln Organen deutlich hervortreten. Bei den Blattern droht bald dem Gehirn, bald der Brust, bald dem Unterleibe Gefahr; bei den Masern hauptsächlich der Brust; beim Scharlach dem Gehirn und dem innern Halse, durch Ueberhandnahme der Bräune. Ich wünsche aber nicht missverstanden zu werden, und die Blutentziehungen als das erste und einzige Mittel bei den exanthematischen Krankheiten betrachtet zu haben, eine Einseitigkeit, in

*) S. Dessen *Opera universa medica. Ed. Kühn.* p. 269 und 270.

welche, seit der Beerdigung des Brownschen Systems, manche Praktiker verfallen sind. Im Gegentheil halte ich es, bevor man zum Aderlass schreitet, für dringend nothwendig, auf den jedesmaligen epidemischen und endemischen Charakter der exanthematischen Fieber wol zu achten, und nicht minder auf Alter, Geschlecht und Körperbeschaffenheit des Patienten. Die Epidemien sind sich nicht gleich, und in derselben Epidemie kommen, selbst bei einem allgemein inflammatorischen Charakter derselben, Krankheitsfälle und Subjekte vor, welche die strenge, antiphlogistische Behandlung und namentlich Blutentziehungen nicht vertragen. Ja, dieselbe Epidemie durchläuft, gleich den einzelnen Krankheitsfällen, ihre verschiedenen Stadien; sie fängt gelinde an, wird immer heftiger und tödtlicher, und hört mit milden, leichten Krankheitsfällen auf. Man kann anfangs einer Epidemie sehr oft mit einer ganz gelinden, mehr exspektirenden Behandlung ausreichen, während in der Mitte derselben sich ein ungestümer, synochischer oder nervöser Charakter entwickelt, der ernstere Maassregeln erheischt. Der Arzt darf daher nie auf seinen Lorbeeren einschlummern, und nie aus zehn glücklich abgelaufenen Fällen eine absolute Regel für den eilften und zwölften abstrahiren; sonst kann er leicht aus seinem schönen Schlummer geweckt, und der Kranke in den ewigen befördert werden. — Ich setze endlich voraus, dass der Arzt bei den exanthematischen Krankheiten, ehe er thatkräftig und entschieden eingreift, bedenke und wisse, wie die Natur hier nach gewissen Krisen hinarbeitet, dass sie einen gewissen Gang nimmt, den der Arzt nicht ohne Noth stören und hemmen soll. Ist Jemand von Blattern, Masern oder Scharlach angesteckt, so muss er die Krankheit durchlaufen, und dem Arzte liegt nichts ob, als die gefährlichen Auswüchse derselben zu hemmen. Er soll den Kranken nicht in wenigen Tagen herstellen; er soll nur die übermässige Heftigkeit des Bluterethismus zu mässigen suchen, aber nicht etwa erdrücken; es könnte sonst leicht der Kranke mit erdrückt werden.

IV. Können wir den Aderlass bei wahrer allgemeiner oder örtlicher Vollblütigkeit (*Plethora ad massam*) nicht entbehren; aber auch die relative Plethora *ad volumen, ad spatium, ad vires* erfordert ihn oft. Wir müssen dazu greifen, theils um wichtige Organe vom Druck der absolut oder relativ zu grossen Blutmasse zu befreien, theils um dadurch eine freiere, regelmässigere Blutcirculation zu bewirken *). Man muss aber den Aderlass

---

*) „*Est igitur evidens et aperta satis utilitas missionis sanguinis, ubi multitudinis indicia extiterint. At eo magis ista utilis est atque necessaria, quum non ita prompte semper natura per suas vires se superflua sanguinis mole liberat, neque, etiamsi velit, semper liberare potest; siquidem modo viae nimis*

hier nicht allein aus dem Gesichtspunkte einer Minderung der Blutmasse betrachten, sondern auch als qualitiv wirkendes Mittel. Die chemischen Verhältnisse des Blutes ändern sich auf eine für den ganzen Organismus und seine Funktionen wohlthätige Weisé, so wie es sich freier durch seine Gefässe zu bewegen vermag, und namentlich die Masse des venösen Bluts verringert wird. Gegen die Indikation *ex Plethora* haben manche Hämatophoben fälschlich behauptet, der Körper bereite nicht mehr Blut, als er zu seiner Ernährung bedürfe, die Plethora sey daher grösstentheils, wo nicht immer, ein imaginaires Uebel. Diese Behauptung ist schon darum falsch, weil die meisten Menschen ungleich mehr essen und trinken, als sie zur Erhaltung des Körpers bedürfen, und daher leicht eine Ueberfüllung, ein Ueberwiegen der Produktion gegen die Konsumtion entstehen kann.

---

coarctatae sunt, ut non possit sanguis transprimi, modo nimium iste atque impetuose turgescit, modo spissitudinis laborat vitio. — Quare ad praescindendos multos graves affectus, non minus quam imminentes et praesentes eos auferendos, non melius datur auxilium, nec securius, nec efficacius, quam sanguinis missio, qua non solum copia sanguinis peccans protinus minuitur, sed et omnes ataxiae feliciter compensantur, motusque irregulares ponuntur.

Lentin *de praerogativa venaesectionis in partibus laborantibus.* p. 6. Vgl. Schneider a. a. O. p. 355 und 356.

Zu beherzigen ist gar sehr, dass der Aderlass immer nur ein symptomatisches Mittel bleibt, dass er nicht die Ursachen der Plethora aus dem Wege räumt, die bald in physischen und moralischen Missverhältnissen der Lebensweise liegen, bald in der Reizbarkeit und Schwäche einzelner Organe, bald im Ausbleiben und Stocken gewisser Blutflüsse und anderer Sekretionen in gewissen Lebensperioden. So lange wir daher den Aderlass umgehen können und so lange die Symptome von Vollblütigkeit sich durch Enthaltung von starknährenden Speisen, und Getränken, durch Meidung alles dessen, was das Blut in Wallung setzt, durch mässige Bewegung, kurz durch diätetische und angemessene arzneiliche Mittel beschwichtigen lassen, — ist es gewiss besser und dienlicher, davon abzustehen, und nur gegen die urgirenden, gefahrdrohenden Symptome von Plethora Blut zu lassen. Diese sind: dunkelrothes Gesicht, Schwere des Kopfes, Somnolenz, Schwindel, erschwertes Athmen, starkes Herzklopfen bei vollem, harten, unregelmässigen Pulse, Gefühl von Spannung, Vollheit und Schwere in der Lebergegend, Mattigkeit und Einschlafen der Glieder, schwerer, von ängstigenden Träumen unterbrochener Schlaf. Es versteht sich von selbst, dass alle diese Symptome erst Bedeutung und wahren Werth bekommen durch den ganzen Habitus, die Lebensverhältnisse, das Alter und Geschlecht des Kranken; denn unter Umständen können ganz ähnliche Symptome von einem hypochondrischen und hysterischen Zustande ausgehen, wo nur ein krampfhaftes Spiel der Nerven zu Grunde liegt.

V. Geben die Kongestionen nach edeln Organen, welche oft eine Folge der Plethora sind, gegründete Indikation zum Aderlass. So leiden z. B. Jünglinge, welche im Knabenalter häufigem Nasenbluten unterworfen gewesen sind, nicht selten an bedenklichen Kongestionen nach der Brust, die sich durch temporaire Beklemmung des Athems oder auch durch anhaltende Engbrüstigkeit, peinliches Herzklopfen zu erkennen geben, Symptome, welche mit Kopfschmerz, überfliegender Gesichtsröthe, und wirklichem Schwindel abwechseln. Wenn die gewöhnlichen temperirenden und ableitenden Mittel, Mineral- und Pflanzensäuren, Salpeter und Weinstein, gelind abführende Mittel- und Neutralsalze diesem Zustande nicht bald ein Ende machen, so ist eine mässige Blutentziehung, um die Brust vom Ueberdrang des Blutes zu befreien und schlimmere Folgen zu verhüten, am rechten Orte. Dasselbe gilt, wenn bei jungen Mädchen die nicht zu Stande kommende, ausbleibende oder plötzlich zurücktretende Periode einen hohen Grad von anhaltender Engbrüstigkeit, Stiche und Schmerzen in der Brust, unerträgliches Herzklopfen nach sich zieht. Freilich muss man auch hier erst auf milderem Wege von der Brust abzuleiten, und die Periode in Gang zu bringen suchen; wenn das aber nicht gelingt, so muss man die leidende Brust bei Zeiten von dem gleichsam verirrten Blutstrom durch Aderlass am Arm oder Fusse befreien *). Kongestion nach Kopf oder Brust entsteht bisweilen auch, wenn die gewohnten Hämorrhoiden ausbleiben, oder während des Flusses durch zufällige Umstände plötzlich unterdrückt werden. Diese Art von Kongestion droht sowol durch Ueberfüllung, als durch eigenthümliche Reizung der genannten Organe Gefahr. Freilich kommt es hier auf den ganzen Komplex der Symptome, auf Alter und Körperbeschaffenheit wesentlich mit an; denn die Unterdrückung und das Ausbleiben der genannten Blutflüsse erregt oft nervöse und krampfhafte Zufälle, welche den Aderlass theils nicht indiciren, theils nicht vertragen. Es entsteht manchmal krampfhafte Engbrüstigkeit, nervöses Kopfweh, krampfhafte Kolik daraus. Manche

*) Davon handelt meisterhaft Galen in der herrlichen Abhandlung vom Blutlassen gegen die Anhänger des Erasistratus in Rom. S. Dessen *Opera omnia Ed. Kühn.* Vol. XI. p. 187—249. Ich bin weit entfernt, Galen in seiner zu liberalen und zu häufigen Anwendung des Aderlasses beizupflichten; aber viele Stellen dieser Abhandlung sind für alle Zeit geschrieben. Man begreift, wenn man seine therapeutischen Schriften durchliest, wie und warum dieser grosse, universelle Kopf über ein Jahrtausend in den Schulen der Aerzte so unangetastet und allgewaltig dominiren konnte.

Hypochondrien rühren hauptsächlich nur von mangelnden und stockenden Hämorrhoiden her, und ich kenne selbst einen Hypochondristen, den das temporaire Ausbleiben derselben im höchsten Grade körperlich und geistig krank macht und exaltirt, der aber keine, auch noch so sparsame, Blutentziehung ertragen würde, und dem nur etwas Kamillenthee mit Hoffmannstropfen zu helfen im Stande sind. Ueberhaupt aber sei man bei den Symptomen von Kongestion nach Kopf und Brust, wenn *Menischesis* oder *Menolipsis* beim weiblichen Geschlecht, und stockende oder ausbleibende Hämorrhoiden beim männlichen Geschlecht die Ursache sind, nicht zu eilig mit dem Blutlassen bei der Hand, und suche lieber erst durch Anlegung von Blutegeln in der Nähe der dem periodischen Blutfluss unterworfenen Theile, den Blutstrom wieder dahin zu leiten.

VI. Mit und ohne Zeichen von Plethora und Kongestion, oder auch wenn beide unbeachtet und ungehindert überhand genommen, tritt bisweilen Blutfluss oder Blutsturz aus wichtigen Organen ein, wogegen in vielen Fällen der Aderlass, als das kräftigste, derivirende und revellirende Mittel, zu Hülfe gezogen werden muss. Am häufigsten müssen wir dazu beim Blutspeien greifen, weil die Gefahr, welche den Lungen daraus leicht erwächst, so sehr gross ist. In der That kann man *lege artis atque experientiae* hier nur ausnahmsweise davon abstehen. Diese Ausnahmen sind: sehr schwächliche Konstitution des Patienten, sehr geringe Quantität des ausgehusteten Bluts, Abwesenheit von Schmerzen und Stichen in der Brust, freies Athemholen. Wo diese Umstände zusammentreffen, brauchen wir uns mit dem Aderlass nicht zu übereilen; da können wir uns mit Anlegung von Blutegeln und innerlichen kühlenden und ableitenden Mitteln begnügen. Ich erinnere mich bei einem Manne in den funfziger Jahren, der wahrscheinlich durch Erhitzung und Trunk zu einem ganz bedeutenden Bluthusten Veranlassung gegeben hatte, ohne Aderlass ausgekommen zu seyn, weil er sich um keinen Preis und durch keine noch so dringende Vorstellung dazu verstehen wollte. Es ging sehr gut; aber eine Regel möchte ich nicht darauf gebaut wissen. Höchstens resultirt daraus, dass der Bluthusten im vorgerückteren Alter, bei nicht schwindsüchtig gebauten Individuen, bei übrigens gesunden Lungen, und wenn aller Wahrscheinlichkeit nach nur eine Arterie durch den Blutandrang von Erhitzung oder Erschütterung in den zarteren Verästelungen der Bronchien gerissen ist, nicht so viel Gefahr droht, und den Aderlass bisweilen entbehren kann. — Bei der Epistaxis, obgleich sie in selteneren Fällen, wie ich leider bei einem 14jährigen Mädchen selbst erlebt habe, tödtlich werden kann, ist der Aderlass so leicht nicht indicirt, und überhaupt die Blutung nicht zu schnell zu stillen, ausser wenn sie bei schwächlichen, kachektischen Individuen zu lange anhält oder zu häufig wiederkehrt. — Beim Blutbrechen (*Vomitus cruentus*) ist das Blutlassen ebenfalls nur ausnahmsweise indicirt; nämlich, wenn es bei jungen, kräftigen, vollblütigen Individuen nach Unterdrückung oder Ausbleibung gewohnter Blutflüsse eintritt: z. B. bei Frauenzimmern nach ausbleibender oder plötzlich gehemmter Periode, bei Männern, wenn der Hämorrhoidalfluss stockt oder ausbleibt. Ueberhaupt aber ist das Blutbrechen, wenn es nicht zu heftig und anhaltend wird, nicht so gefährlich, wie das Bluthusten, und man muss daher nicht so aktiv dabei verfahren. Am wenigsten ist der Aderlass bei der *Melaena*, oder dem sogenannten *morbus niger*, indicirt; denn in der Regel trifft dieses Uebel kachektische, an Verderbniss der Eingeweide, skorbutischer Beschaffenheit der Säfte leidende Individuen, denen Blutentziehung überall nicht dienlich ist. Die Kranken sterben freilich nicht jedesmal am nicht angezeigten Aderlass, wie ich das grade bei der *Melaena* in den ersten Jahren meiner Praxis selbst erfahren habe; aber man entzieht ihnen doch dadurch ohne Noth Saft und Kraft, woran sie keinen Ueberfluss haben, und erschwert ihnen die Genesung. — Die Mutterblutungen sind entweder aktiver oder passiver Natur; im erstern Fall entstehen sie aus wirklicher allgemeiner oder örtlicher Plethora, oder durch besondere, das Blutsystem heftig aufregende, materielle und dynamische Einflüsse; im letzteren Fall entspringen sie mehrentheils aus deprimirenden Schädlichkeiten allgemeiner oder örtlicher Schwäche, aus einem skorbutischen, aufgelösten Zustande des Blutes; aus organischen Fehlern und Zerstörungen des Uterus. Bei den passiven Menorhagien kann natürlich von Aderlass gar nicht die Rede seyn; denn was soll er nützen, und wie soll er deriviren, wenn ein Polyp die Kongestion unterhält, oder krebshafte Geschwüre ein Blutgefäss nach dem andern aufätzen? Aber auch bei den aktiven, die durch allerhand physische und moralische Reize entstanden und mit heftiger Wallung des ganzen Blutsystems verbunden sind, ist der Aderlass am Arm nur dann anzuwenden, wenn die innerlich und äusserlich angewendeten kühlenden und beruhigenden Mittel gar nicht helfen wollen, und der Blutfluss immer aufs Neue wiederkehrt. Da gelingt es bisweilen durch einen mässigen Aderlass am Arme dem Blutstrom eine andere Richtung zu geben, und die Kongestion nach dem Uterus zu dämpfen *).

*) Hufeland hält den Aderlass bei Mutterblutungen für unentbehrlich, besonders wenn sie bei vollblütigen Subjekten in der Zeit der Cessation entstehen. S. Journal der pr. Hlkde. 1818. Jan. Heft p. 21.

VII. Können wir den Aderlass bei der **Apoplexie**, wie und woher sie auch entstanden sey, selten entbehren. Man macht zwar häufig einen Unterschied zwischen *Apoplexia sanguinea, serosa* und *nervosa*, und will den Aderlass hauptsächlich nur bei ersterer indicirt finden; aber wenn auch die drei Gattungen sich der Ursache und dem Wesen nach nicht gleich sind, und nicht jeder apoplektische Anfall ursprünglich von dynamisch materieller Ueberreizung des Bluts, oder von einem mehr mechanischen Druck desselben auf das Gehirn herrührt; so häuft sich doch während des apoplektischen Zustandes, vermöge der aufgehobenen Thätigkeit des Gehirns und der langsameren, theilweise stockenden Blutbewegung, das Blut auf eine nachtheilige Weise im Gehirn an, und vollendet durch mechanischen Druck, was ein anderes inneres oder äusseres Moment begonnen. Uebrigens entsteht der Schlagfluss in der Mehrzahl der Fälle wahrscheinlich doch nur so, dass durch die allmälig oder plötzlich erschlaffende Hirnthätigkeit das Blut in den Häuten und der Substanz des Gehirns sich anhäuft, stockt, Extravasate von Blut oder Blutwasser bildet, und so die Funktionen desselben vollends lähmt. Ob nun das Gehirn primair durch Blutkongestion gelähmt ist, oder diese Kongestion sekundair dazu tritt; immer wird Blutentziehung am rechten Orte seyn, wenn auch, besonders im letzteren Falle, mit Maass und Vorsicht. Dass die Venäsektion sich jedesmal als *anchora sacra* bewähre, darf darum nicht erwartet werden; aber sie ist vermöge der Natur des Uebels indicirt, und wir dürfen sie, zeitig gerufen, selten oder nie versäumen. Celsus sagt:

„*Si omnia membra vehementer resoluta sunt, sanguinis detractio vel occidit vel liberat; aliud curationis genus vix unquam-sanitatem restituit, saepe mortem tantum differt, vitam interim infestat* *)."

Es ist aber nicht gesagt, dass wo der Mensch nach dem Aderlass im apoplektischen Anfall stirbt, er nur in Folge des Aderlasses stirbt. Er wäre aller Wahrscheinlichkeit nach auch ohne Aderlass gestorben, obgleich bei schon eingetretener Paralyse die Blutentziehung das Ende beschleunigen mag. Apoplexie ist, wie schon in den Hippokratischen Schriften bemerkt wird, immer ein schlimmer Zufall; ist sie bedeutend, wird sie gar nicht, ist sie leicht, nicht ohne Schwierigkeit geheilt:

Λύειν ἀποπληξίην, ἰσχυρὴν μὲν ἀδύνατον, ἀσθενέα δὲ οὐ ῥηΐδιον *).

Wegen des etwaigen Missbrauchs der Blutentziehungen bei der sogenannten *Apoplexia nervosa* braucht man grade nicht so besorgt zu seyn. Die Fälle, die ich noch davon gesehen habe, waren alle so schnell, fast momentan tödtlich, dass

*) Lib. III. cap. 27.

**) *Aphor. Ed. Kühn.* Tom. III. p. 717.

Aderlass weder nützen noch schaden konnte. Die sogenannte *Apoplexia serosa*, wo der Mensch gewöhnlich bleich, mit schwachem Pulse daliegt, und sein Habitus weder viel Blut noch viel Kraft verräth, macht zwar die Indikation etwas zweideutig und ungewiss; aber man vergesse nie in Anschlag zu bringen, dass, wenn die Apoplexie auch nicht von Blutkongestion und Druck auf das Gehirn ausgeht, sie jedoch beides nach sich zieht. Vieusseux sagt, man solle sich bei der *Apoplexia serosa* und den angegebenen Symptomen mit dem Aderlass nicht übereilen*). Ich meine aber: gleich oder gar nicht; denn wenn sich einmal ein seröses Extravasat gebildet, dann möchte das Blutlassen überall zu spät seyn. Ueberhaupt ist zu bemerken, dass wenn bei der Apoplexie in den ersten Stunden und Tagen der Aderlass versäumt ist, oder wir erst nach mehrtägiger Dauer des apoplektischen Anfalls zum Patienten gerufen werden, die Blutentziehung fast immer zu spät kommt, und dann, wofern ja noch Hülfe und Rettung möglich ist, diese jetzt mehr von einer innerlich und äusserlich reizenden und zugleich auf den Darmkanal wirkenden, Behandlung zu erwarten steht. — Nicht selten überrascht die Apoplexie nach reichlichen Mahlzeiten; aber auch hier darf und muss man dem Brechmittel und der übrigen anti-

*) S. a. a. O. p. 228.

gastrischen Behandlung in der Regel einen Aderlass voranschicken, weil sonst ein Brechmittel leicht mehr schaden als nützen könnte. Auch wird die Kongestion nach dem Gehirn sich meist deutlich genug manifestiren, und dieses Symptom verdient immer zuerst berücksichtigt zu werden. Hildebrandts Erfahrungen, in Betreff des so zu nennenden gastrischen Schlagflusses, ohne Zeichen von Plethora und Kongestion nach dem Hirn, der nur mit Brechmitteln, ableitenden Reizmitteln, Klystieren von Glaubersalz zu heilen sein soll, und höchstens Schröpfköpfe im Nacken gestattet *), sind mit vieler Umsicht und Vorsicht zu benutzen. — Ob es eine *Apoplexia ab exinanitione vasorum cerebri* gebe, oder vielmehr ob der plötzliche Tod, welcher nach grossem Blutverluste oder auch nach übermässigen Blutentziehungen, bei sehr geschwächten und sehr ausgemergelten Individuen bisweilen erfolgt, als ein apoplektisches Leiden zu betrachten sey, möchte ich mit Burserius und Hildebrandt sehr bezweifeln. Burserius hat wol Recht, wenn er diesen Zustand eher für eine Art *Syncope* hält **). In der That hat dieser Zustand mit dem, was wir *Apoplexia* nennen, nur in so fern Aehnlichkeit, als Beide dem Bewusstseyn und Leben plötzlich

---

*) S. Hufel. Journal. Bd. 5. St. 2. p. 362.

**) S. *Instit. med. pract.* Tom. III. §. 81. p. 63, in der Leipz. Ausgabe von 1787.

ein Ende machen; aber Wesen und Ursprung sind durchaus verschieden. Bei der Inanition hört das Leben auf, aus Mangel an Nervenkraft, an Blut und Nahrungsstoff; bei der Apoplexie liegt in der Regel nur ein Missverhältniss zwischen Nervenleben und Blutleben zum Grunde. Eine pathologische und therapeutische Verwechselung dieser beiden Zustände ist vollends kaum denkbar. Einem ausgemergelten, durch Blut- und Säfteverlust erschöpften Menschen, der grade aus Mangel an lebenskräftigem Blute bewusstlos niedersinkt, wird schwerlich ein Arzt in Versuchung kommen, Blut zu lassen, was übrigens auch gar nicht fliessen würde, wenn einer den tollen Einfall hätte.

VIII. Aus denselben Gründen, welche bei der Apoplexie mehrentheils Blutlassen nöthig machen, muss man oft bei der Paralyse einzelner Organe und Gliedmassen dazu greifen. Diese Paralyse, welche bald als Paraplegie, Hemiplegie oder Lähmung der Zunge, Lähmung eines Armes oder Beines der Apoplexie vorangeht oder auf sie folgt, ist eigentlich weiter nichts, als ein unvollständiger Anfall von Apoplexie. Der Aderlass, wenn er anders durch Symptome von Plethora und Kongestion mit indicirt wird, beugt, zur rechten Zeit angewendet, dem Uebergange in vollständige Apoplexie manchmal vor. Auf jeden Fall mindert und beseitigt er den Blutdruck auf das Gehirn und die Nerven, wodurch solche Lähmungen mit veranlasst werden. Hat die Lähmung schon längere Zeit gedauert, so muss man mit dem Aderlass sehr behutsam seyn, und sich höchstens örtliche Blutentziehungen mittelst Blutegel und Schröpfköpfe erlauben. Wo die Zunge gelähmt ist, zeigt sich die Oeffnung der Froschadern meist sehr nützlich. — Muss aber bei den paralytischen Zuständen überhaupt der Aderlass nicht so allgemein und unbedingt angewendet werden, so ist er noch weniger indicirt, wenn sie durch Versetzung von Gicht, Rheumatismus, Ausschlägen aller Art, Syphilis, Arsenik- und Bleivergiftungen, durch heftige und häufig wiederkehrende Gemüthsbewegungen, namentlich durch Schreck und Aerger, durch starke und entkräftende Ausleerungen, heftige Schmerzen und allgemeine Schwäche des Nervensystems entstanden sind. Bei allen solchen Paralysen würde Blutentziehung mehr schaden als nützen, und manchmal das Uebel unheilbar machen. Hier sind, neben einer gelind ableitenden Behandlung, mehr reizende und stärkende Mittel indicirt.

IX. Gibt die sogenannte Kommotion oder Erschütterung des ganzen Körpers, oder einzelner Organe desselben, sehr oft Indikation zur Blutentziehung. Es entsteht durch die Kommotion leicht temporaire Lähmung, örtliche Schwächung einzelner oder mehrerer Organe und Eingeweide, und in deren Folge Blutanhäufung, Extravasat oder schleichende Entzündung. Ein Fall oder Schlag auf den Kopf, der, auch ohne grade Knochenbrüche zu bewirken, die Besinnung raubt, also die Gehirnthätigkeit auf kürzere oder längere Zeit paralysirt, bringt leicht Blutanhäufung in den Blutgefässen des Hirns und in seiner Substanz selbst zu Wege, und diese, wenn anfangs auch nur passive, Kongestion kann doch im weitern Verlauf zu Extravasat und Entzündung Anlass geben. Ein zeitiger Aderlass ist wol im Stande diese gefährlichen Folgen zu mildern, wenn er sie auch nicht immer ganz beseitigt. — Erschütterung der Lungen durch Stoss, Fall oder Schlag macht die Blutentziehung fast noch dringender nöthig, weil das Gewebe derselben so sehr empfindlich gegen jeden gewaltsamen Eindruck ist, und ihre, nur mit dem Tode endigenden, Funktionen die geringste Störung und Hemmung schlecht vertragen. Uebrigens leiten uns hier die schmerzhaften Gefühle von Spannung, Stich oder Druck in der Brust ziemlich sicher, abgesehen von den urgirenderen Symptomen des Bluthustens, welche natürlich die Nothwendigkeit des Blutlassens ausser Zweifel setzen. — Ein heftiger Schlag oder Stoss, welcher den Unterleib trifft, hat nicht selten sehr bedenkliche Erschütterungen und Blutstagnationen in der Leber, Milz oder in den Nieren zur Folge, wenn diese Organe nicht noch schwerer verletzt sind. Auch hier wirkt die Blutentziehung wohlthätig, indem sie von den überfüllten Organen den vorhandenen Blutdruck ableitet, theils dem dahin strömenden Blute eine andere Richtung gibt. Freilich sind die Symptome einer solchen Blutstagnation oft zweideutiger Natur, und simuliren eine partielle und allgemeine Schwäche, welche von der Lähmung wichtiger Organe und ihrer Funktionen durch den Blutdruck herrührt, oder wenigstens dadurch unterhalten wird. Es ist eine wol zu beherzigende Warnung Hufelands, dass man sich durch diesen scheinbaren Charakter von Schwäche, hinter welcher oft Entzündung und Vereiterung lauert, nicht täuschen, und zu unzeitiger Anwendung von reizenden Mitteln verleiten lassen solle, wie besonders oft in der Brownschen Periode geschehen sey.

„So entstehen," sagt der ehrenwerthe Veteran, „nach heftigen Erschütterungen entweder Entzündungen des Gehirns, der Lunge, der Nieren u. s. w., welche das Eigenthümliche haben, aus dem passiven und aktiven Charakter zusammengesetzt zu sein, das heisst, aus einer bedeutenden Blutanhäufung und Blutstockung in einem geschwächten Gefässsystems, in welchem aber eben durch die vorhandene örtliche Vollblütigkeit vermehrte Reizung, Wärmeentwicklung und Entzündung hervorgerufen wird. Dieser Zustand kann leicht in seinem innern Charakter verkannt werden, und ist es schon häufig geworden. In den Zeiten der Asthenie wurden alle Folgen der Erschütterung, auch diese entzündlichen, für nichts als Schwäche gehalten, mit nichts als Reizmitteln, ohne Blutentziehung, behandelt, und so behielten die Kranken, wenn sie nicht gleich starben, chronische Krankheiten dieser Eingeweide zurück, die sich häufig in Auszehrung endigen. Aber die einzige richtige Behandlung solcher Entzündungen *a commotione* ist, die Vereinigung beider Methoden, so wie hier beide Krankheitszustände vereinigt sind, also der entleerenden, mit der tongebenden sthenisirenden. Das erste also muss ein Aderlass seyn, um die örtliche Blutanhäufung schnell zu heben." —

„Oder aber es entstehen nach der Erschütterung keine Entzündungen, sondern chronische Leiden eines Theils. Hier ist jederzeit auf eine Stockung der Säfte entweder innerhalb der Kapillargefässe, oder ausserhalb (Extravasat in das Zellgewebe, Parenchyma des Theils) zu schliessen. — Man hat schon öfters nach heftigen Kommotionen langwieriges Drücken oder Schmerzen in einzelnen Eingeweiden, Lunge, Leber, Milz beobachtet, welches viele Monate lang dauerte, keinem Mittel wich, und sich endlich durch freiwillige Blutentleerungen durch die Lunge, Magen oder Darmkanal von selbst verlor. Häufiger aber freilich bilden sich aus solchen örtlichen Anhäufungen und Stockungen allmälig unheilbare Verstopfungen, Verhärtungen, Vereiterungen, oder andere pathologische Metamorphosen aus. — Alle diese Uebel, sowol akute als chronische, werden am sichersten durch ein zeitig, gleich nach der Kommotion angestelltes, Aderlass verhütet *)." —

X. Aber nicht allein körperliche Erschütterungen, sondern auch geistige setzen uns oft in die Nothwendigkeit, Blut zu lassen. Anlass zu solchen Erschütterungen geben hauptsächlich stark aufregende oder stark deprimirende Affekte, besonders wenn sie den Menschen ganz unvorbereitet und plötzlich ergreifen. Wir haben Beispiele, dass Menschen vor Schreck, vor Zorn und sogar vor Freude plötzlich todt niedergesunken sind, und die Sektion hat sogar in solchen Fällen Zerreissung bedeutender Blutgefässe und Extravasate nachgewiesen, woraus deutlich hervorgeht, dass der psychische Eindruck, wenn auch nur mittelbar durch das Nervensystem, einen mächtigen Einfluss auf Leben und Bewegung des Blutes ausübt, und bald aktive, bald passive Kongestionen hervorbringt. Aktive durch aufregende Affekte, Zorn, Aerger, heftige Freude; passive durch deprimirende Affekte, Schreck, Furcht, Angst. Letztere lähmen den Umlauf und die innere lebendige Bewegung des Bluts; es weicht zurück von der Peripherie nach dem Centrum, häuft sich an in den grossen Gefässen, in dem Herzen. Daher geben

*) S. Journal der praktischen Hlkde. 1818. Januar-Heft. pag. 22 und 23.

die deprimirenden Affekte, wenn sie oft und mächtig auf den Menschen wirken, ohne Zweifel bisweilen Anlass zu aneurysmatischen Zuständen *).

*) „Mir ist es sehr wahrscheinlich,“ sagt Hufeland, „dass die seit den letzten Jahren so auffallend häufig gewordenen Herzkrankheiten, nächst der Herzangreifenden Zeit, ihren Hauptgrund in dem, eben während dieser Zeit durch die Herrschaft eines falschen Systems, unterlassenen Aderlass, haben.“ — „Ehedem nämlich war es Sitte und Regel, nach jeder heftigen Erschütterung des Körpers sowol, als des Gemüthes, heftigen Leidenschaften, Erhitzungen, Vollblütigkeit, sowol allgemeiner als örtlicher, genug wo irgend Aufregung des Blutes und Andrang nach dem Herzen vorhanden war, sogleich ein prophylaktisches Aderlass zu unternehmen, um den möglichen übeln Folgen vorzubeugen, und das Blut vom Herzen abzuleiten. In den letzten 20 Jahren geschah diess aber leider nicht. Durch eine falsche Theorie verführt, liess man in allen diesen Fällen nicht zur Ader, verwarf überhaupt das Präservativaderlass, und gab oft noch obendrein, nach heftigen Gemüths- und Körpererschütterungen, in der falschen Voraussetzung der Schwäche, Wein, Rum, hitzige Arzeneien. Musste nun nicht von jener Unterlassungssünde die Folge seyn, dass der weder in seiner Menge noch in seiner Gewalt verminderte Andrang des Bluts, wenn er oft wiederholt, oder lange fortdauernd wurde, zuletzt Ausdehnungen, Vergrösserungen und andere Desorganisationen des Herzens, hervorbrachte?“ — A. a. O. pag. 9. — Es liegt gewiss viel Wahres in Vorstehendem, wenn das häu-

Die aufregenden Affekte, Freude, Zorn, Wuth, treiben umgekehrt das Blut vom Centrum nach der Peripherie, namentlich aber stark nach dem Gehirn, und bewirken bei vollblütigen, plethorischen Menschen dergestalt leicht Schlagfluss. Kurz, es leuchtet ein, dass nach den genannten Affecten, besonders wenn Symptome von Kongestion nach dem Kopfe, nach den Lungen, nach dem Herzen, nach den blutreichen Eingeweiden des Unterleibes hervorstechen, eine mässige Blutentziehung theils nothwendig, theils wohlthätig wird. Indess will ich nicht so verstanden werden, als wenn nach jeder heftigen Gemüthsbewegung ohne Weiteres Blut gelassen werden soll, sondern nur, wenn eine solche Blutwallung und so bedeutende Kongestion nach einem edeln Organ statt findet, dass eine kräftige Ableitung nach Gründen des Verstandes und der Erfahrung nothwendig erscheint.

XI. Oertliche Blutüberfüllung, Hemmung des Blutumlaufs entsteht auch häufig durch aneurysmatische Zustände der Arterien und variköse Geschwülste der Venen, besonders wenn sie sich an den grösseren Blutgefässen in der Nähe des Herzens, oder gar an diesem selbst befinden. Solche

---

figere Vorkommen von Herzkrankheiten vielleicht auch mit darin liegt, dass wir in der Diagnose derselben durch die Arbeiten eines Corvisart und Kreysig etwas weiter gekommen sind.

Kongestionon, welche sich durch unerträgliches Herzklopfen, bald in der linken, bald in der rechten Brust, oder auch im Unterleibe, je nach dem Sitze des Aneurysma, durch einen eigenthümlichen, härtlichen, vibrirenden, unregelmässigen Puls, durch Brustbeklemmung bis zur Todesangst, durch Kopfschmerz, dunkelrothes Gesicht und Schwindel manifestiren, machen den Aderlass bisweilen ganz unerlässlich, obgleich er freilich unter solchen Umständen immer nur ein höchst zweideutiges Palliativ bleibt. Aber die narkotischen, krampfstillenden, sedativen Mittel, welche hier meist indicirt sind, und die den partiellen Krampf, den die Kongestion theils erzeugt, theils unterhält, am besten zu beschwichtigen geeignet sind, gelangen oft erst nach Minderung der Blutmasse und dadurch bewirkter Erschlaffung des ganzen Gefässsystems zu wohlthätiger Wirkung.

XII. Sind bisweilen apoplektische, komatöse Zufälle die Begleiter der sogenannten *febris intermittens maligna* oder *perniciosa*. Obgleich der Aderlass hier durchaus nur symptomatisch wirkt, so können wir ihn wegen der höchst bedenklichen und gefährlichen Kongestion nach dem Hirn, und wegen der schlimmen Folgen, die daraus entspringen können, nicht gut entbehren, da es nicht immer in unsrer Macht steht, der Wiederkehr des Fieberanfalls, selbst durch den kräftigsten und angemessensten Gebrauch der Fieberrinde mit untrüglicher Sicherheit vorzubeugen, und die steigende Heftigkeit des nächsten Anfalls den Menschen leicht apoplektisch tödten kann. Eine wahre *febris intermittens apoplectica* habe ich bis jetzt noch nicht selbst beobachtet, und kenne sie nur aus der Beschreibung, die namentlich Testi und Werlhoff davon geben; aber eine *febris intermittens comatosa*, *epileptica*, *cephalalgica* und *pleuritica* habe ich schon selbst einige Mal gesehen. Ich erkannte sie schnell, und griff sie alsbald nachdrücklich mit China an, so dass es mir gelang, den dritten Anfall in Absicht der Heftigkeit und Dauer schon sehr zu beschränken, und dem vierten ganz vorzubeugen. Eine *febris interm. cephalalgica* bei einem plethorischen, sanguinischen Manne machte mir viel zu schaffen, und die beiden ersten Anfälle traten mit gränzenloser Heftigkeit auf, so dass der wilde Kranke behauptete, er werde keinen solchen Anfall mehr aushalten. Blutegel an den Kopf, eiskalte Umschläge hatten wenig Erleichterung gewährt; aber starke und häufige Gaben Chinin beugten vor, so dass der dritte Anfall (es war ein Quotidiantypus) nur einige Stunden mit erträglicher Heftigkeit anhielt. Man hüte sich vor Verwechselung dieser *intermittens cephalalgica* mit einem nervösen Kopfschmerz; das kann dem Kranken — traurige Beispiele lehren es — das Leben kosten. — China bleibt zwar bei allen diesen anomalen Wechselfiebern das Hauptmittel; aber wenn im Anfall selbst die Kongestion nach Gehirn und Brust zu ungestüm ist, so kann die palliative Hülfe örtlicher und selbst allgemeiner Blutentziehung nicht entbehrt werden.

Die Krankheitszustände, welche bislang aufgeführt sind, geben theils wegen ihres, auf allgemeinem entzündlichem Erethismus beruhenden Wesens, theils wegen der Blutbedrängung und zu befürchtenden oder schon vorhandenen Entzündung edler Organe mehr oder weniger Indikation zum Aderlass, und rechtfertigen ihn fast immer. Ich sage: fast immer; denn es können bisweilen Fälle eintreten, wo die Krankheit vermöge ihres Wesens und ihrer Symptome freilich Blutentziehung indicirt, und gegen jede ärztliche Behörde rechtfertigen würde, wo wir ihn aber doch wegen zeitlicher und individueller Umstände besser zu umgehen suchen. Es gibt Fälle, wo, wie Celsus bemerkt, zwar die Krankheit zur Blutentziehung auffordert, aber der Körper es nicht gut verträgt. Da muss der denkende und gewissenhafte Arzt Alles wol erwägen, Vortheil und Schaden, scheinbare und bittere unumgängliche Nothwendigkeit, ehe er die Lanzette anlegt. So z. B. kann es sich gar leicht treffen, dass ein hypochondrisches, schwächliches, kachektisches Individuum von Entzündung der Leber, der Milz, der Nieren oder gar der Lungen selbst ergriffen wird, Krankheitszustände, die, ihrem innern Wesen nach, Aderlass erheischen. Es ist aber eben so gewiss, dass jeder bedeutende Blutverlust die schwächlichen, reizbaren, kachektischen Menschen vollends entkräften, und es uns höchstens gelingen würde, die örtliche Entzündung auf Kosten ihres Lebens zu beseitigen. Hier müssen wir, als echte Priester Aeskulaps, den Aderlass zu entbehren, und durch mildere Mittel zu ersetzen suchen, und nur im äussersten, dringendsten Nothfall, wenn nach menschlicher Einsicht nur der einzige, wiewol missliche Ausweg bleibt, dazu schreiten. Hier müssen wir uns bisweilen mit örtlicher Blutentziehung, durch Blutegel oder Schröpfköpfe, behelfen, obgleich diese allgemein nicht geeignet ist, den indicirten und nothwendigen Aderlass zu ersetzen. Aber wenn auch minder heilkräftig, ist sie auch minder gefährlich für den schwächlichen Patienten, wie schon Celsus richtig bemerkt. Ueberhaupt kann man sich darüber kaum besser und genügender ausdrücken, als diess der alte Römer in folgenden Worten thut:

„*Idque auxilium* — nämlich *cucurbitularum usus* — *ut minus vehemens, ita magis tutum, neque unquam periculosum est, etiamsi in medio febris impetu, etiamsi in cruditate adhibetur. Ideoque ubi sanguinem mitti opus est, si incisa vena praeceps periculum est, aut si in parte corporis etiam vitium est, huc potius confugiendum* *est: cum eo tamen, ut sciamus, hic, ut nullum periculum, ita levius praesidium esse, nec posse vehementi malo, nisi aeque vehemens auxilium succurrere* *)." —

Auch fährt man bei blutarmen, schlechtgenährten, schwächlichen Subjekten, selbst wenn sie an heftigen und hartnäckigen Entzündungen leiden, mit etwas Salmiak oder Nitrum mit *Tart. emeticus*, mit einem gelinden *Laxans*, mit warmen Fomentationen, Einreibungen von *Liniment. volat.* mit *Laudanum*, mit einem Senfpflaster oder einer spanischen Fliege, und mit einer angemessenen Dosis *Opium*, — man fährt, sage ich, damit oft weiter und besser, als der blutgierige Antiphlogistiker, welcher nur von pfundweiser Blutentziehung Heil und Rettung erwartet, der immer nur an die Krankheit und gar nicht an den Kranken denkt, der noch nach Blut lechzt, wenn keines mehr da ist, wenn der todesmatte, zwar von seiner Entzündung geheilte, aber sterbende Kranke kaum noch die Worte *vacuitas, lassitudo* seinem Henker entgegenzulallen im Stande ist. — Ob ich ein guter oder schlechter Arzt bin, das weiss Gott; aber so viel kann ich als ehrlicher Mann versichern, dass ich selbst bedeutende chronische sowol als akute Entzündungen mit sehr sparsamer Blutentziehung

---

*) *Lib. II. cap.* 11.

und sehr milden innern und äussern Mitteln glücklich geheilt habe, dass ich selten einem Kranken in einer Krankheit zweimal, noch seltner dreimal Blut lasse, und bis jetzt noch nicht Ursache und Beruf gefunden, darüber hinaus zu gehen. . Solche Resultate aber, wenn man das ärztliche Verdienst dabei auch nicht so hoch anzuschlagen geneigt seyn sollte, sind wenigstens eben so lehrreich und schätzbar, ja vielleicht lehrreicher und schätzbarer als wunderbare Kuren mittelst zehn und zwanzig Aderlässe, wo es zweifelhaft bleibt, was der Kranke eigentlich glücklich überstanden, die Krankheit oder die Behandlung. Die homöopathische Dünnung beruht sonder Zweifel auf grober Charlatanerie ihres Erfinders, und auf noch gröberer Selbsttäuschung nachbetender Jünger; aber dass die Natur, ich meine das unbekannte X, was wir Natur nennen, viel, sehr viel zu heilen vermag, bestätigt sie abermals, und dessen lasst uns eingedenk seyn, bei der Wahl und präsumtiven Wirkungskraft unserer Heilmittel, vom schwächsten bis zum stärksten.

Von den unbestimmten, zweifelhaften und falschen Indikationen zur Blutentziehung.

Wir haben gesehen, dass selbst bei den unzweideutigen und wahren Indikationen zum Aderlass nicht allzuselten Umstände eintreten, wo die nothwendige Berücksichtigung des ganzen Kranken Vorsicht gebietet, und die durch das kongestive oder entzündliche Leiden einzelner Organe oder Körpertheile angezeigte Blutentziehung widerräth. Es gibt aber sehr viele Krankheitszustände, welche, sowol ihrem Wesen als ihren Symptomen nach, nur zweifelhafte und trügerische Indikation zum Aderlass geben, und wo dessen Anwendung so viel als möglich zu meiden ist, weil sie, wenn auch nicht jeder Zeit direkt tödtlich, dennoch sehr nachtheilig auf den Gang der Krankheit wirkt, und mindestens die Genesung sehr erschwert und in die Länge zieht. Diese scheinbaren und fälschen Indikationen zur Blutentziehung kommen so häufig vor, dass es eigentlich grösstentheils dem richtigen Takt des Heilkünstlers und seiner Kunst zu individualisiren, überlassen bleiben muss, nicht ohne Noth und ohne Nutzen das Blut des ihm anvertrauten Kranken zu verschwenden. Ich kann und will daher hier nur die wichtigsten und alltäglichsten Krankheitszustände berühren, welche sehr oft scheinbare Indikation zu Blutentziehung gegeben haben und noch geben, und wo der Aderlass auch noch in unsern Tagen nur zu häufig gemissbraucht wird. Scheinbare und falsche Indikation zum Blutlassen wird nun oft entlehnt:

I. Aus jedem gewöhnlichen synochischen oder entzündlichen Fieber. Aengstliche und geschäftige

Praktiker lassen so zu sagen keiner Krankheit Ruhe, ihren normalen, natürlichen und nothwendigen Verlauf zu nehmen. Sie verfolgen den nothwendigen Orgasmus des Blutsystems, die mildesten entzündlichen Symptome, jedes schmerzhafte Gefühl, jede Spannung in irgend einem Organ oder Körpertheile mit blutgierigen Händen. Sie vergessen durchaus, dass dieser Orgasmus des Blutsystems nicht das Wesen der Krankheit, sondern nur ein Symptom derselben, dass er die nothwendige Folge des Erkrankens, aber zugleich auch das Mittel der Genesung ist. So wenig das Weib ohne Schmerzen gebähren kann, eben so wenig kann ein entzündliches Fieber ohne Hitze, Kopfschmerz, beschleunigten Athem, brennenden Durst u. s. w. seyn. So wenig aber der normale Geburtsakt zu Blutentziehung und eingreifender Antiphlogistik Indikation gibt, eben so wenig die Symptome des gewöhnlichen synochischen Fiebers. Je ungestörter ihr sie walten lasset, um so vollständiger und schneller wird der Kranke genesen, wogegen eine blutverschwenderische, eingreifende Behandlung die Krankheit nur verlängert und die Rekonvalescenz nur erschwert. Es ist wahrlich nicht die Aufgabe des echten Heilkünstlers, wenn der Kranke beim synochischen Fieber über Kopfschmerz klagt, gleich Blutegel an den Kopf zu legen, oder, wenn der Athem jagt und je zuweilen beklommen wird, alsbald Aderlass anzuordnen. Diese Hülfsmittel der

Kunst sollen nur dem Uebermaass, dem gefährlichen Extrem der Symptom und dem davon zu befürchtenden Schaden begegnen. Auch gelangen wir zu keiner scharfen Diagnose, zu keiner sichern Prognose, wenn wir jedes nothwendig zur Krankheit gehörige Symptome gleich aufs Gewaltthätigste niederzukämpfen streben. Wir lernen dann nie unterscheiden, wo wirkliche Gefahr droht, und wo sie nur in den übertriebenen Klagen des Patienten und in unserer aufgeregten und geängstigten Einbildungskraft besteht. Nichts aber ist am Krankenbette wichtiger, als zu wissen und mit einiger Sicherheit bestimmen zu können, wō Eingriffe der Kunst nöthig und unentbehrlich sind, und wo nicht. Nichts gewinnt und sichert mehr auf die Dauer das Vertrauen des Kranken zu seinem Arzte, als wenn ersterer die heilsame Wirkung wahrhaft nothwendiger und wohlberechneter Kunsthülfe erkennt; nichts dagegen schwächt und entzieht mehr das Vertrauen, als wenn der Kranke gewahr wird, dass es dem Arzte nur darum zu thun ist, eine Kur zu machen, und dass er unaufhörlich mit Mitteln bestürmt wird, ohne Erleichterung und Hülfe zu fühlen. Das aber ist nur zu oft der Fall, wenn ohne Noth und ohne wahre, gegründete Indikation bei den normalen und gewöhnlichen Symptomen des synochischen Fiebers eingreifende Antiphlogistik in Anwendung gezogen wird. Die lästige Hitze, der unbequeme Kopfschmerz, der brennende Durst, die Unruhe, wenn auch momentan beschwichtigt, kehren, als unvermeidliche Symptome jedes fieberhaften Zustandes, bald eben so heftig wieder, und der Kranke erkennt, dass er ohne Noth und Nutzen um sein Blut betrogen worden ist.

II. Geben die Fieber mit hervorstechenden gastrischen und gallichten Symptomen, die sogenannten Gallenfieber und Saburralfieber, trügerische Indikation zum Aderlass. Freilich haben diese Fieber bisweilen einen heftigen synochischen Charakter, in der Regel aber neigen sie mehr zum nervösen, und müssen schon darum sehr vorsichtig behandelt werden. Am meisten kann die sogenannte *Pleuritis biliosa* zum Aderlass verführen, weil man mit einem entzündlichen Seitenstich zu thun zu haben glaubt. Manche gallicht gastrische Fieber fangen nämlich mit Schmerzen und Stichen in der rechten oder linken Seite an, bei vollem, harten Pulse, und der gastrischbiliöse Charakter der Krankheit manifestirt sich ers späterhin. Warnend und belehrend spricht sich darüber besonders der schon erwähnte Hildebrandt im Hufel. Journal aus. Auch Stoll, der doch bekanntlich nicht gerade blutscheu war, verwarf den Aderlass beim Gallenfieber, trotz der entzündlichen Symptome, weil er oft bemerkt hatte, dass die Krankheit gefährlicher und schlimmer wurde, wenn Blut entzogen worden war *). Daher sein Ausspruch: das Blut bändigt die Galle. Stoll hat in der Sache ganz recht, wenn wir auch seine theoretische Ansicht nicht theilen. Die Blutentziehung schwächt, und raubt dem Körper dergestalt mehr oder weniger die Kraft, der Krankheit selbstständig Herr zu werden. Sie macht ferner das Nervensystem für den dynamisch-chemischen Reiz der gallichten und gastrischen Sordes empfindlicher, befördert deren Resorption, und gibt so Anlass zu Versetzung auf edlere Organe. Sydenham sagt einmal bei Gelegenheit des Scharlachs, er thue bei dessen leichter und milder Form gar nichts, „*quo minus sanguis despumando sibi vacet.*“ Obschon das freilich mehr bildlich zu nehmen ist, so ist doch die praktische Wahrheit darin enthalten, dass dem lebendigen Blute eine gewisse Kraft erhalten und geschont werden muss, sich der abnormen qualitativen Mischungsverhältnisse entledigen, das Krankhafte gleichsam präcipitiren zu können. — Uebrigens ist damit nicht etwa gesagt, dass ein gastrisches oder gallichtes Fieber nie und nirgends Indikation zum allgemeinen Blutlassen

*) *Morbo bilioso venae sectio nunquam per se convenit. Extracto sanguine bilis domitore morbus acrius insurgit, materiam intra sanguinis stationem liberius irruente.* —

Ratio medendi. Pars. II. pag. 86.

gebe. Nein, es kommen ohne Frage einzelne Fälle vor, wo Aderlass nicht allein nützlich sondern nothwendig und unentbehrlich ist. Es gibt blutreiche, plethorische Subjekte und gewiss auch Endemien und Epidemien von gastrischen Fiebern, die zu einem so heftigen, ungestümen, Orgasmus des Blutes neigen, dass man von der allgemeinen Regel abweichen und Blut entziehen muss. Für gewöhnlich aber gilt die grösste Vorsicht bei den in Rede stehenden Fiebern, und selbst, wo einzelne Organe von Kongestion und Entzündung bedroht scheinen, thut man wol, sich mit örtlicher Blutentleerung und örtlich ableitenden Mitteln zu begnügen. Man thut immer wohl, zu bedenken, dass diese Fieber gern entzündliche Symptome der Brust und des Hirns simuliren, dass die gallichte Dyskrasie des Blutes, so wenig auch manche starre Solidarpathologen davon werden hören wollen, die genannten Organe je nach ihrer Beschaffenheit und ihren Funktionen afficirt, Stiche und Schmerzen in den Lungen, Kopfschmerz und Phantasien durch Hirnreizung erzeugt.

III. Verleiten die nervösen oder typhösen Fieber nicht selten fälschlicher und trügerischer Weise zum Aderlass. Ich weiss wol, es ist besonders, als Brown und die Erregungsjünger blüheten, ein grosser Missbrauch mit den Worten Nervenfieber, asthenisches Fieber, Typhus getrieben, und mit grossem Unrecht ein jedes Fieber in diese Kategorie gezogen worden, dass gleich anfangs oder in seiner Akme mit den sogenannten nervösen Symptomen, grosser Hinfälligkeit der Kräfte, Mangel an Bewusstseyn, Delirien, Schlummersucht verbunden war. Um daher nicht missverstanden zu werden, will ich mich über das, was ich unter nervösem Fieber denke und gedacht haben will, näher erklären. Ich begreife unter dieser Benennung hauptsächlich solche Fieber, die mit einem auffallenden Erethismus oder auch Torpor des Gehirns und Nervensystems verbunden sind, wodurch die Thätigkeitsäusserung beider, theils erhöht und überspannt, theils höchst abgespannt und wie gelähmt erscheint, wo keine merkliche Dyskrasie, kein hervorstechendes Leiden eines edeln Organs in den drei grossen Kavitäten zu Grunde liegt. Es gehen diese Fieber ursprünglich von einer eigenthümlichen, unbekannten organisch-chemischen Umstimmung im Nervenmark selbst aus. Sie kommen sporadisch vor, oft ohne erklärliche Veranlassung und, wie es scheint, aus zufälligen dynamisch-materiellen Störungen im innersten Nervenleben, bei sehr reizbaren und schwächlichen, aber auch bei kräftigen, ungeschwächten Subjekten; am häufigsten epidemisch und endemisch, im Gefolge von Heereszügen, Hungersnoth, in überfüllten Hospitälern, verdorbener Kerkerluft, belagerten Städten, in den Heereslagern bei schlechter Verpflegung und drückender

Sommerhitze. In letzterem Falle ist ein giftartiges Miasma oder Kontagium die Ursache; daher kommen diese nervösen Fieber am häufigsten als sogenannter *Typhus contagiosus* vor.

War es nur ein verderblicher Missgriff der Brownschen Aerzte, hinter den nervösen Symptomen dieser Fieber, hinter dem oft kleinen, schwachen, geschwinden Pulse, der plötzlichen Niederlage der Lebenskräfte, besonders des Muskelsystems, hinter dem Zittern der Glieder, der Neigung zur Ohnmacht, immer nur Schwäche zu suchen, und ganz zu vergessen, dass kein Krankseyn ein rein dynamischer, sondern ein materiell chemischer Process von unbekannter Natur ist; so hat die neueste Zeit nicht minder darin gefehlt, dass sie unter den Symptomen eines aufgeregten Nervensystems, unter den heftigen und anhaltenden Delirien, unter den feurigen, glänzenden Augen, unter der brennenden Hitze, dem oft härtlichen Pulse, dem zuweilen rothen Gesichte, dem meist nervösen Kopfschmerz fast überall Entzündung und namentlich des Gehirns gesucht, und dadurch die Anwendung des Aderlasses im Typhus bis zu dem empörendsten Missbrauch getrieben. Aber in der Regel liegt beim Typhus das Wesen und der wahre Grund des Leidens für die Lanzette zu tief, und ist der Nutzen derselben gewöhnlich problematisch, so ist der Nachtheil oft nur zu klar und zu gewiss. Es mag in einzelnen Fällen, wenn das Blut vermöge der ungestümen Aufregung des Nervensystems zu heftig nach edeln Organen drängt, ein Aderlass zu einer zweideutigen Nothwendigkeit werden; allgemein thut man immer besser, ihn zu umumgehen, und ihn durch örtliche Blutentziehung, durch kalte Umschläge, kalte Uebergiessungen, äussere Hautreize zu ersetzen. Neuerdings hat die Sektion vieler Leichname von Individuen, welche an typhösen Fiebern gestorben waren, Entzündung und stellenweise Verschwärung im Darmkanal nachgewiesen, und theils der Broussaisschen Theorie Vorschub geleistet, theils für manche Praktiker genugsamen Grund gegeben, die Ursache und das Wesen des Typhus oft in Entzündung des Darmkanals zu suchen und zu finden, woraus denn die bittre-Nothwendigkeit, den Unterleib im Typhus bei der geringsten Schmerzhaftigkeit mit Blutegeln zu besäen, abstrahirt worden ist. Falsche, einseitige Schlüsse, falsches, einseitiges Verfahren! Gern mag sich bisweilen zu nervösen Fiebern Schärfe der Darmsäfte gesellen, und die Darmwände stellenweise reizen, entzünden, exulceriren; das Wesen, der Grund des Fiebers liegt darin nicht, und man hüte sich daher, so wie früher die Gehirnentzündung, so jetzt dieses accidentelle, oft imaginaire Symptom so eifrig und blutgierig zu verfolgen. Der Kranke wird dadurch nicht gerettet, und wichtige, wesentliche Symptome und Indikationen darüber zum Nachtheil des Kranken übersehen; abgesehen, dass diese übertriebene Blutegelei bei nervösen Fiebern nicht gleichgültig ist, die oft den kleinsten Blutverlust nicht gut vertragen.

IV. Was vom Nervenfieber gilt, gilt eben so und noch mehr vom sogenannten Faulfieber, *Febris putrida, Typhus putris, Febris paralytica.* Wo natürlich die Zeichen von Kolliquation und Zersetzung der Säfte, welche den faulichten oder paralytischen Charakter eines Fiebers signalisiren, gleich anfangs stark und deutlich ausgeprägt sind, wird freilich kein besonnener Arzt so leicht zum Aderlass schreiten. Aber so wie beim Nervenfieber, so sind oft im ersten Stadium des Faulfiebers Symptome von Kongestion oder selbst von Erethismus in einzelnen wichtigen Organen vorhanden, die aber meist schon auf partielle Lähmung des Nerven- und Blutsystems schliessen lassen, und worauf sehr bald die Symptome allgemeiner Paralyse und Kolliquation folgen. So ist die Pest in ihrer bösartigen Gestalt beschaffen, blitzschnell bricht nach kurzem Orgasmus die Lähmung aller Organe und Funktionen herein, und jederzeit ist wenigstens die Putrescenz im Stadium der Akme so sehr zu fürchten, dass der Aderlass keineswegs so oft und dreist indicirt ist, wie der blutgierige Botallus und selbst Sydenham ihn empfohlen haben. — Gibt es denn aber wirklich ursprüngliche Faulfieber, oder führt nicht erst vielmehr die Ueberhandnahme und Verwahrlosung des entzündlichen, sthenischen Zustandes zum faulichten Charakter, zur Kolliquation und chemischen Zersetzung der Säfte, und sind wir nicht oft gerade durch versäumten Aderlass Schuld, wenn ein Fieber in den faulichten Charakter überschlägt? Diese Frage ist nicht so ganz eitel; denn es ist nur zu gegründet, dass eine reizende, stärkende Behandlung aus einem heftigen inflammatorischen Fieber ein putrides machen kann, so gut wie eine örtliche Entzündung leicht dadurch brandicht wird. Trotzdem gibt es aber wirkliche, ursprünglich faulichte oder paralytische Fieber, und sie zeichnen sich gerade dadurch aus, dass sie fast gar kein eigentliches synochisches Stadium haben, sondern gleich mit den unheilbringenden, gefährlichen Symptomen eines gestörten vitalen Chemismus auftreten, so dass das gelassene Blut dünne, dunkel, ja selbst chokoladenfarbig aussieht, wie man es bei Individuen findet, die so eben von *Apoplexia nervosa* hingerafft sind. Daher auch in bösartigen Pestepidemien die Beispiele von angesteckten Menschen, welche in wenigen Stunden, oder, wie vom Blitz getroffen, auf der Stelle todt geblieben sind *). Wo der Tod nicht so schnell

---

*) Die schnelle Tödtlichkeit in Pestepidemien erstreckt sich sogar auf die Thiere. So lesen wir in der vor dem *Decamerone* des Boccaccio stehende *Descrizione della peste dell' anno* 1348.: „*Essendo gli stracci d'un povero uomo, da tale infermità*

erfolgt, stirbt wahrscheinlich Nervenmark und Blut allmälig ab, unter den Symptomen von Auflösung und Zersetzung aller Säfte: darin besteht der sogenannte faulichte Charakter, darin die Natur des Faulfiebers.

V. Kontraindiciren kalte Fieber in der Regel den Aderlass. Ich würde diese Fiebergattung hier gar nicht in Erwähnung bringen, wenn nicht neuerdings von Reich der Aderlass beim kalten Fieber ohne Unterschied als das *summum quasi et unicum remedium* präconisirt worden wäre, und zwar aus der paradoxen Ansicht, dass Wechselfieber und Peripneumonie dem Wesen nach identisch seyen. Wenn aber von irgend einem Fieber behauptet werden kann, dass es ursprünglich im Nervensystem wurzelt, und wenn es irgend ein Fieber gibt, das den Namen Nervenfieber verdient, so ist es gewiss das Wechselfieber, das gerade durch seine Periodicität, durch seine und meist nervösen Anomalien nur zu deutlich zeigt, dass es zumeist von einer eigenthümlichen Differenzirung des Gangliensystems ausgeht, und dass der Erethismus des Blutsystems

---

morto, gittati nella via publica, ed avvenendosi ad essi due porci, e quegli secondo il lor costume, prima molto col grifo, e poi co' denti presigli e scossigli alle guance, in piccola ora appresse, dopo alcuno avvolgimento, come se veleno avvesser preso amendui sopra gli mal tirati stracci caddero in terra." —

immer nur eine sekundaire Folge jener unbekannten und unerkannten primairen Affektion des Gangliensystems ist. Keine Fiebergattung gibt daher allgemein weniger Indikation zum Aderlass, keine hat weniger Aehnlichkeit sowol im Wesen als in den Symptomen, wenn man den kurzen und beklommenen Athem im Froststadium abrechnet, mit Peripneumonie, keine neigt im Ganzen seltner zu Komplikation mit Peripneumonie oder Pleuritis; denn so viel ich noch gesehen habe, ist die pleuritische Anomalie des Wechselfiebers gerade die ungewöhnlichere und seltnere. Ich wüsste daher so leicht keinen gefährlicheren therapeutischen Grundsatz, als den des unbedingten Aderlassens beim Wechselfieber, und begreife kaum, wie ein nur mit einem Funken von Beobachtungsgeist und mit einem Minimum von praktischer Erfahrung ausgerüsteter Arzt zu dessen Aufstellung gelangen könnte, da es gemeinbekannt ist, wie oft eine schwächende, ausleerende Methode das Wechselfieber in eine hartnäckige, unbesiegbare Länge zieht. Wenn auch bei jugendlichen, blutreichen, starken Subjekten der Aderlass im Wechselfieber keinen sichtlichen Schaden stiftet, ja wenn auch bisweilen das Wechselfieber, das ja durch die verschiedenartigsten Methoden und Mittel geheilt werden kann, selbst durch die rein dynamische Wirkung psychischer Eindrücke, auch bisweilen dem Aderlass weicht; so gibt das noch nicht den Schatten eines Grundes, darauf die

Kur des Wechselfiebers durch Aderlass überhaupt zu gründen. Es kommen freilich im Frühjahr Wechselfieber mit entzündlichem Charakter epidemisch, endemisch und sporadisch vor, wo bei vollblütigen, zu Kongestion nach Kopf oder Brust geneigten, Subjekten Aderlass dienlich und nothwendig ist; es kommen ferner, wie ich schon erwähnt habe, die sogenannten *comitatae* oder *malignae* vor, wo bisweilen wegen zu befürchtenden Schlagflusses während des Anfalls Blut gelassen werden muss. Aber Wer möchte so obenhin auf Ausnahmen Regeln bauen, oder Wer möchte ohne Noth und Indikation die Menschen um ihr Herzblut betrügen, wenn er sie mit etwas Salmiak und *Tart. emet.* und einigen Gaben Chinapulver oder Chinin leichter, bequemer und besser von ihrem Fieber befreien kann? Will man freilich alle Schwindsuchten, Kachexien und Leberleiden, woran die Mehrzahl der Menschen zu Grunde geht, je nachdem das eine oder andre Organ früher undienstfähig wird, vom ohne Aderlass geheilten Wechselfieber herleiten, dann hat man Recht. Ob man aber einen erträglichen Grund hat, so zu schliessen, das mögen Andre untersuchen, wenn sie glauben, dass die Sache der Untersuchung werth ist. Ich meinestheils möchte es da fast lieber mit Pseudomessias Hahnemann halten, der in seinen unsterblichen vier Bänden von den chronischen Krankheiten, diese Plagen und langsamen Würger der Menschen von schlecht geheilter Krätze oder Syphilis herleitet. Der geneigte Leser kann nach Belieben zwischen beiden Meinungen wählen, eine wird gerade so viel werth seyn als die andre.

VI. Ist die Anzeige zum Aderlass beim hitzigen Rheumatismus bei den akuten Gichtanfällen, beim Podagra sehr zweifelhaft und auf jeden Fall sehr beschränkt. Es leidet keinen Zweifel, dass sehr robuste und vollblütige Subjekte, die zudem in der Blüthe und Kraft der Jahre stehen, manchmal Indikation zum Aderlass geben, und dass bisweilen die entzündliche Affection der angegriffenen Gliedmassen so bedeutend ist, dass eine Minderung der Blutmasse wohlthätig und nothwendig wird. In der Regel aber ist das nicht der Fall, und die der Gicht und dem Podagra unterworfenen Individuen bestehen nicht aus lauter herkulischen Subjekten. Es ist eine richtige Bemerkung des echt praktischen Selle, dass die rheumatischen Fieber sehr selten rein inflammatorisch sind, dass meistentheils das Gallensystem zugleich angegriffen ist. Das aber gilt noch mehr von der akuten Gicht und dem Podagra; denn der Heerd und die Werkstätte der letztern liegt hauptsächlich im Unterleibe, und namentlich bei der Gicht ist das Nervensystem zu sehr betheiligt, um durch eine unzeitige und übertriebene Antiphlogistik zu unvollkommenen Krisen und unglücklichen Metastasen Anlass zu geben.

Auf keinen Fall mögen sich deutsche Aerzte durch das Beispiel der Engländer zum Missbrauch des Aderlassens bei gichtischen und rheumatischen Entzündungen verleiten lassen. Konnte doch selbst Sydenham nicht leugnen, dass das Aderlassen beim akuten Rheumatismus bisweilen ein zweideutiges Mittel ist, und manchmal den Patienten dermassen schwächt, dass Jahre darauf hingehen, ehe er sich wieder erholt. Nicht allein, dass die rheumatischen und gichtischen Entzündungen specifischer Natur sind, sie sind offenbar, die Sache unbefangen betrachtet, zugleich auch kritischer Natur, indem sie den Reflex bilden eines organisch-chemischen Processes, mittelst welches die krankhafte Differenz, als Ursache der Gelenkentzündung, neutralisirt und ausgeschieden wird. Es kann also für den echtpraktischen Arzt nur dann die Rede davon seyn, durch Blutentziehung das Fieber und die örtliche Entzündung zu mässigen, wenn diese Symptome eine wirklich gefährliche Heftigkeit erreichen und edle Organe mit bedenklicher Kongestion und Entzündung bedroht erscheinen. Sonst aber, wenn eine solche Indikation fehlt, stehe man vom Aderlass ab, und begnüge sich mit der mildern, antiphlogistischen und antigastrischen Methode. Es bleibt immer eine Atonie der angegriffenen Gelenke und Gliedmassen zurück, und eine Behandlung mit drei bis vier

Venäsektionen, wie z. B. selbst Sydenham beim akuten Rheumatismus anstellte, trägt gerade nicht dazu bei sie zu verringern.

VII. Hat man sich mit dem Aderlass sehr zu hüten bei allen konvulsivischen Krankheiten. Es ist zwar nicht in Abrede zu stellen, dass Konvulsionen bisweilen von örtlicher Blutkongestion, vom Druck des Blutes auf Gehirn und Nervensystem ausgehen, und wenigstens meist Kongestionen des Blutes nach Gehirn, Brust oder Unterleib zur Folge haben; aber man muss nie vergessen in Anschlag zu bringen, dass dem krampfhaften, fieberlosen Zuständen eine temporaire oder angeborne Reizbarkeit des Nesvensystems zum Grunde liegt, die durch eine schwächende Behandlung und besonders durch Aderlass eher vermehrt als gemindert wird. Wo z. B. kommen Krämpfe aller Art am heftigsten und häufigsten vor? Bei Kindern und bei Frauenzimmern; und ich brauche wol nicht den Beweis zu führen, dass bei beiden die grösste Reizbarkeit statt findet, dass heftige körperliche und geistige Eindrücke jeder Art ihr empfindliches Nervensystem leicht überreizen und zu einer krankhaften Reaktion Anlass geben, die sich in krampfhaften Symptomen der mannigfachsten Art offenbart, Selbst der Blutsüchtige Botallus, der überall und Alles mit Aderlass kurirt, räumt doch ein, dass bei Konvulsionen nicht immer Blut zu lassen ist, dass sie bisweilen von zu starken Ausleerungen herrühren, wo Aderlass und jede andere Ausleerung unnütz sein würde.

„*Monendi interim juvenes sunt, convulsiones etiam licet raro, contingere ex nimia aliqua evacuatione et exsiccatione, in quibus non sola sanguinis missio, sed quaelibet alia evacuatio inutilis est* *).“

Besonders hüte man sich vor dem Aderlass bei der Epilepsie, deren Anfälle durch den heftigen Blutandrang nach dem Kopfe am häufigsten eine zweideutige, falsche Indikation dazu geben, und begnüge sich selbst bei bedeutenderen Graden und Zeichen von Kongestion lieber mit Blutegeln. Ich behaupte aus Erfahrung, dass der Aderlass sehr oft die Anfälle häufiger macht, und Ursache ist, dass aus zufälligen, epileptischen Konvulsionen eine periodisch wiederkehrende Epilepsie wird, weil der erste Aderlass meist nach einiger Zeit die Nothwendigkeit eines zweiten herbeiführt, und dass empfindlicher gewordene Nervensystem dem Reiz und stärkeren Druck des wieder angehäuften Blutes nicht gewachsen ist. Nur wenn epileptische Krämpfe von einem ausbleibenden oder unterdrückten Blutflusse entstehen, nur dann ist bisweilen ein allgemeiner Aderlass nicht zu umgehen, ob-

---

*) S. a. a. O. Cap. 10. welches die Ueberschrift führt: *In convulsione curanda opus esse venae sectione.*

gleich man auch dann, wenn die Symptome von Kongestion nicht zu sehr urgiren, noch immer besser thut, Blutegel und kalte Umschläge anzuwenden. Letztere, in Verbindung mit innerlichen, kühlenden und abführenden Mitteln, ersetzen oft sehr gut alles örtliche und allgemeine Blutlassen.

„*Quod ad comitialem morbum*" (sagt Lentin a. a. O. pg. 40.) „*pertinet, is non ubinquidem sanguinis missionem requirit, sed tum demum, si plethorae notae adsunt, si de dolore capitis conqueruntur aegri, si oculos habent rubentes, si calorem majorem sentiunt, sique naturale quoddam profluvium sanguinis suppressum est. At delectum loci et hic quoque habendum esse, nec nisi e capite sanguinem hauriendum, et fortuiti casus et prudentissimorum medicorum experimenta docent* *)." —

Es gibt Fälle, und ich habe deren selbst gesehen, wo der Mensch nach heftigem, besonders unterdrückten, Aerger in epileptische Krämpfe verfällt, und wo ein Brechmittel nach dem Anfall die trefflichsten Dienste leistet. Hier ist es wahrscheinlich nur die giftig veränderte Galle und deren Einfluss auf Gehirn und Nervensystem, wodurch Kon-

---

*) Vgl. Schneider a. a. O. pg. 410 und flgde, wo die Geschichte einer Kranken mitgetheilt wird, welche wegen Konvulsionen achthundert Mal zur Ader gelassen worden war.

vulsionen herbeigeführt werden; darum ist deren Ausleerung nach oben und unten die Hauptsache. Gefährlich und manchmal tödtlich aber werden die epileptischen Krämpfe bei alten Leuten, weil sich leicht Apoplexie hinzugesellt. Hier kann wegen *indicatio vitalis* der Aderlass nicht gut entbehrt werden.

Eben so wenig bin ich der Meinung, dass bei den Zahnkrämpfen der Kinder so allgemein und häufig von der Venäsektion Gebrauch zu machen ist, als die Auktorität eines Sydenham uns zu glauben verleiten könnte. Bei Gelegenheit der Masern sagt dieser:

„*Exempli gratia, quo pacto, puerorum dentientium convulsionibus, quae nono decimoque mense superveniunt (cum gingivarum intumescentia doloreque, a quibus comprimuntur nervi atque irritantur, unde etiam paroxysmi isti nascuntur) sine venaesectione opem feremus* *)?“

Ich meine doch. Erhitzende und reizende Mittel sind freilich beim Zahngeschäft der Kinder und davon herrührenden Krämpfen nicht angebracht; aber mit gelinde derivirenden Mitteln, mit milden Laxanzen, Klystiren und einigen Blutegeln hinter die Ohren, kommt man gewiss in der Regel aus, und thut besser, — Sydenhams Manen mögen es nicht übel deuten — ein so heroisches Mittel,

*) Dessen *Opera omnia Ed. Kühn* pg. 170.

wie die Venäsektion bei Kindern in so zartem Alter doch immer bleibt, zu entbehren. Ich glaube überhaupt nicht, dass es die Aufgabe der wahren Kunst ist, zu erfahren, dass man bei fast allen Krankheiten Blut lassen kann, ohne dass der Kranke jedesmal stirbt oder fühlbar davon leidet, sondern, in welchen Krankheiten es wahrhaft nützlich, nothwendig und unentbehrlich ist. In einem so zarten Alter kann man übrigens den Aderlass durch Blutegel meist hinlänglich ersetzen, und eine aufmerksame Beobachtung der in Krämpfen liegenden Kinder zeigt uns, dass die Kongestion nach dem Kopfe gewöhnlich nur momentan ist, und nachlässt, so wie die Zuckungen nachlassen. In unsern Tagen sieht man nur leider bei den Kindern fast immer nur auf das Gehirn und zu wenig auf den Darmkanal, obgleich letzterer, sowol in pathologischer als in therapeutischer Hinsicht uns immer am wichtigsten bleiben wird. Denn selbst angenommen, das Hirn leidet ursprünglich oder, was am häufigsten der Fall ist, sekondair; so können wir fast immer durch den Darmkanal am wohlthätigsten auf dessen Leiden zurückwirken, und bald durch ein passendes Brechmittel, bald durch ein angemessenes Laxans den gefährlichsten und bedrohlichsten Hirntumult beschwichtigen.

Ohne Frage ist in neuerer Zeit das Kalomel, namentlich in der Kinderpraxis häufig gemissbraucht worden; aber überall, wo man Hirnleiden richtig oder unrichtig diagnosticirt, leistet Kalomel fast specifische Dienste, und hat mir sehr oft Blutegel und kalte Umschläge, die Lieblingsmittel des Tages, ersetzt. Es leidet vom Kopfe ab, vielleicht unmittelbar, auf jeden Fall mittelbar durch verstärkte Darmsekretion. Darum suche ich auch oft dessen abführende Wirkung durch kleine Zusätze von Rheum oder noch kleinere von Jalappe zu verstärken. Mein gewöhnliches Mittel bei schwerer Dentition, wo ich Krampfzufälle befürchte, oder wo sie schon vorhanden sind, besteht in Folgendem:

℞. *Calomel.*
Flor. Zinci $\overline{aa}$ *gr.* ß — j
Pulv. Rad. Rhei *gr.* iij — v
sive
„ „ *Jalappae gr.* i — ij
Sach. lact.
Elaeos. anis. $\overline{aa}$ *gr.* x
M. Disp. tal. dos. Nr. vj

Davon lasse ich nach Umständen alle zwei bis drei Stunden ein Pulver nehmen, bis mehrere grüne Stühle erfolgen. In den Unterleib lasse ich inzwischen *Linim. vol.* oder *Oleum Hyoscyami coct.* mit etwas *Laudan. liquid. Sydenhami* einreiben, und ich kann ehrlich versichern, bei diesem Verfahren sehr glücklich gewesen zu seyn, und selten Blutegel und kalte Umschläge nöthig gehabt zu haben. Wo die Krämpfe nicht zu anhaltend sind und nicht zu oft wiederkehren, kann man sicher auf diese Heilmethode vertrauen. Stundenlange Krämpfe, oder mit geringen Intermissionen immer wiederkehrende Zuckungen, erträgt der kindliche Organismus selten gut, und ich habe noch keine Behandlung viel dagegen ausrichten sehen.

Der Brustkrampf oder das Asthma erfordert ebenfalls viel Vorsicht in Betreff des Aderlasses, denn seine häufige Wiederkehr disponirt an und für sich schon zu Atonie der Lungen, und dadurch zu *Hydrothorax* und *Ascites*. Oft sind auch häufige Anfälle von Asthma schon Symptome von Brustwassersucht, organischen Fehlern und Zerrüttungen der Lungen, des Herzens oder wichtiger Unterleibsorgane, die weder die Blutentziehung gut vertragen, noch immer dadurch geheilt werden können. Es entsteht freilich durch heftigen und anhaltenden Brustkrampf Kongestion des Bluts, theils in den Lungen, theils im Gehirn, und wenn der Anfall zu lange währt, so können wir die Venäsektion wegen der *indicatio vitalis* nicht immer entbehren. Aber man greife nie gleich dazu, und vergesse nie, dass sie ein sehr missliches symptomatisches Mittel beim Asthma ist. Das gesteht selbst Vieusseux, der sonst wahrlich mit der Indikation zum Blutlassen nicht sparsam ist, und es dreist und reichlich bei den meisten Krankheiten in Gebrauch zieht. — Eine Ausnahme von der Regel möchte vielleicht das Asthma alter, hochbejahrter Leute machen, weil daraus leicht Apoplexie entstehen kann, und weil diesem Asthma gemeinhin rein mechanische Hemmungen des Blutumlaufs durch Ossifikationen in den grossen Gefässen oder im Herzen selbst zu Grunde liegen. Aus ähnlichen Ursachen müssen wir bisweilen beim Asthma, was von organischen Fehlern der Lungen, des Herzens und der grossen Blutgefässe herrührt, zum Aderlass greifen. Im Allgemeinen thut man aber immer besser, im Augenklicke des Brustkrampfes antispasmodische Mittel anzuwenden, wo ich am zweckdienlichsten eine Mischung von flüchtigen mit narkotischen Mitteln gefunden habe: z. B. *Liq. valer.* oder *Cornu cervi succin.* mit *Tinct. Theb.*, so dass von letzterer 5, 10 bis 15 Tropfen auf die Gabe kommen, oder auch eine Verbindung von Opium mit Ipekakuanha, zu gleichen Theilen, einen halben bis ganzen Gran *pro dosi.* Der Wiederkehr, wenigstens der allzuhäufigen, wenn wir nicht radikal dagegen schützen können, wird am besten vorgebeugt durch stark auf den Unterleib wirkende Mittel, da so oft in diesem der Grund und Heerd des Asthma liegt. — Von der *Angina pectoris*, am häufigsten wol eine tückische Anomalie der Gicht, die sich durch den eignen Druck unter dem Brustbeine, durch den von der Brust aus durch die Arme ziehenden Schmerz, und durch die tödtliche Angst, bei ziemlich freiem Athem, auszeichnet, — von diesem unglücklichen Uebel lasst mich schweigen; aber sucht es auf keinen

Fall durch Aderlass zu heilen. Ihr schwächt den Kranken ohne Noth und ohne Nutzen; ein Anfall ist doch der letzte. Ich warne um so mehr vor dem Aderlass, weil Percival starke Venäsektionen im Anfall so hoch gepriesen und allen andern Mitteln vorgezogen. Es ist nicht die einzige Krankheit, wo Englands Aerzte eben so unnütz als dreist das Blut der Menschen verschwenden.

VIII. Zweideutig und falsch sind meist die Indikationen zum Blutlassen bei hypochondrischen und hysterischen Subjekten. Viele werden die Warnung vor dem Aderlass bei hypochondrischen und hysterischen Beschwerden für sehr überflüssig halten, und sie haben recht, wenn von den gewöhnlichen, deutlichen, nicht so leicht zu verkennenden Symptomen die Rede ist; aber es gibt manche Symptome bei hypochondrischen und hysterischen Individuen, die den ängstlichen, unerfahrnen, überall Entzündung sehenden Praktiker leicht täuschen, und zu einer eben so unnöthigen als unnützen und schädlichen Antiphlogistik verleiten können. So z. B. leiden hypochondrische und hysterische Personen gar nicht selten an Plethora fingirenden Symptomen, an Eingenommenheit des Kopfes, Brausen und Klingen vor den Ohren, Doppelsehen, ja selbst an Schwindel und Herzklopfen, bei vollem Pulse, an Athmungsbeschwerden, an einem so hohen Grade von *globulus hystericus*, krampfhaftem Husten mit Stichen und Schmerzen in der Brust, dass man, wenn man nicht ihren ganzen Habitus in Anschlag bringt, und ihre hysterische Reizbarkeit vergisst, gar leicht verleitet werden kann zu antiphlogistischen Mitteln zu greifen, wo eine Tasse Kamillenthee mit Hoffmannstropfen, oder ein Valerianaaufguss das gefährlichscheinende Leiden am besten und schnellsten zu beseitigen im Stande ist. Die scheinbar plethorischen und entzündlichen Symptome rühren nämlich meist von nichts Anderem her, als von Blähungen, mangelhafter und schlechter Verdauung, und von jenem eigenthümlichen, unerklärlichen Spiel des Nervensystems, vermöge dess bald da bald dort eine abnorme, stärkere Reizung, eine krampfhafte Kongestion des Blutes entsteht. Am täuschendsten und trüglichsten ist dies Nervenspiel beim weiblichen Geschlecht, und wird hier oft zu Symptomen gesteigert, die wie wahre Pleuritis aussehen. Hat man daher mit Individuen zu thun, von denen man weiss, dass sie sehr hypochondrisch und hysterisch sind, so muss man ihre Leiden und besonders ihre mächtigen Klagen nicht gleich mit entzündlichem Auge verfolgen, sondern als Krampf betrachten und behandeln. Hypochondristen und hysterische Weiber vertragen selbst dringend indicirte Blutentziehungen nicht gut; viel weniger unnöthige, fälschlich indicirte. Selbst das wirklich oft ängstliche Asthma und die Zuschnürung der Kehle, der *globulus hystericus* bei solchen nervenreizbaren Individuen, müssen so wenig und so selten wie möglich mit örtlichen und allgemeinen Blutentziehungen behandelt werden, weil man dadurch nur die häufigere Wiederkehr des Uebels begünstigt. Ich habe wegen dieses *globulus hystericus*, bei welchem die *fauces*, die *uvula*, die Tonsillen, wegen des gehemmten Blutumlaufs und der krampfhaften Blutkongestion, dunkelroth und wie entzündet aussehen, Jahre lang fast jede Woche Blutegel an den Hals legen sehen; das noch junge Frauenzimmer wurde immer hysterischer, bekam immer heftigere Krämpfe und der *glob. hist.* kehrte immer häufiger und schnürender wieder. Es gibt freilich Hypochondrie und Hysterie aus mehr materieller Ursache, wo stockende unregelmässige Menses, stockende, unentwickelte Hämorrhoiden zu Grunde liegen: da kann man, bei heftiger Kongestion nach Kopf und Brust, die Blutentziehungen nicht immer entbehren. Indess sey man auch in solchen Fällen sehr vorsichtig und verbinde immer damit eine antispasmodische Behandlung, und verfahre nie so, als wenn man ein rein kongestives, entzündliches Leiden vor sich hätte.

IX. Sehr problematisch und zweideutig ist die Indikation zum Aderlass bei schmerzhaften Leiden. Der alte *Celsus* erwähnt zwar unter den Krankheitssymptomen, welche den Aderlass nöthig machen: „*quisquis intolerabilis dolor est;*“ aber der Satz leidet sehr bedeutende Ausnahmen. Genau genommen, ist Blutentziehung nur da indicirt und auch nur da wahrhaft nützlich, wo der Schmerz von Entzündung ausgeht. Es gibt aber viele schmerzhafte Affektionen, die nicht auf Entzündung beruhen, und dann befindet sich der Schmerz nicht selten an, von den eigentlich krankhaft ergriffenen Organen, ganz entfernten Stellen. Welche heftige Kopfschmerzen entstehen nicht z. B. durch Unmässigkeit in Essen und Trinken, durch Ansammlung von sogenannten Sordes in den ersten Wegen, welche heftige Leibschmerzen verursachen nicht bisweilen verhaltene Blähungen, ja welche täuschende Brustschmerzen entstehen nicht bisweilen aus derselben Ursache? Welch einen wüthenden Kopfschmerz kann nicht die anomale Gicht, der anomale Rheumatismus bisweilen hervorbringen, und wie wenig vermag Aderlass und das Anlegen von Blutegeln dagegen? Lehrreich ist in dieser Hinsicht das Beispiel, welches Schneider aus dem *Hildanus* anführt, wo ein junger Mann achtzehn Monate lang an Erbrechen und den wüthendsten Kopfschmerzen litt, und wo man nach dem Tode kein organisches Hirnleiden fand, sondern ein Geschwür im Magen. Wie furchtbar quälen nicht oft Hämorrhoidal- und Menstrualkoliken, und wie verkehrt symptomatisch würde man nicht meist verfahren, wenn man sie ohne Weiteres mit Aderlass beschwichtigen und beseitigen wollte? Welche Kopfschmerzen, welche peinliche Knochenschmerzen in den Gliedmassen verursacht nicht bisweilen die syphilitische Dyskrasie, und wie viel Gründliches vermag dagegen der Aderlass! Ja, wie nachtheilig wirkt nicht oft der Aderlass beim Podagra, obgleich da doch in der That Entzündung der Gelenke oder der Knochenhaut selbst zu Grunde liegt.

Man abstrahire sich daraus die Regel, wegen des Schmerzes allein, wenn nicht die übrigen Symptome auf bedeutende und gefährliche Entzündung schliessen lassen, nicht gleich zu Blutentziehungen zu schreiten, sondern eher durch beruhigende, krampfstillende, oder andere, dem Grund und Wesen des schmerzhaften Leidens angemessene Mittel Linderung zu schaffen. So z. B. ist gegen Kolikschmerzen oft das beste Mittel ein *Infus. laxat.*, weil dadurch der dynamisch materielle Reiz hinweggespült wird, welcher die nervigte Haut des Darmkanals schmerzhaft reizt und zusammenzieht. Und wie mancher Kopfschmerz wird nicht durch ein derbes Brechmittel oder Purgans beseitigt und radikal geheilt? So halte ich das Anlegen und namentlich das wiederholte, unendliche, von Blutegeln bei jedem, meist rheumatischen Zahnschmerz, theils für sehr entbehrlich, theils für sehr unnütz und schädlich. In der Regel mildert man dadurch den Schmerz nur für eine kurze Zeit, der nachgehends nur um so heftiger wiederkehrt. Man thut immer besser, auf die Ursache, die allgemeine rheumatische Affektion, die sich nur örtlich ausprägt, Rücksicht zu nehmen, und theils durch ableitende, auf den Unterleib und Darmkanal wirkende Mittel, theils durch ein *Pulv. Doveri* die gereizten Zahnnerven zu beruhigen. Etwas Anderes ist es, wenn Kopfschmerz und Zahnschmerz durch die begleitende brennende Gesichtsröthe, das Klopfen der Karotiden heftige Kongestion zu erkennen geben, und das Individuum zudem vollsaftig und blutreich ist; dann sind, besonders örtliche Blutentziehungen, neben andern innerlich und äusserlich ableitenden Mitteln, auf keinen Fall am unrechten Orte. — Löbenstein Löbel *) rühmt in der Prosopalgie oder im *Tic douloureux* die allgemeinen Blutentziehungen bei phlogistischen, und das Anlegen von Blutegeln bei phlegmatischen Subjekten, und meint, ohne dies vorgängige Blutlassen würde keines der sonst heilkräftigen Mittel Dienste leisten. Steinbach **), der das Uebel für einen chronisch entzündlichen Zustand der Gesichtsnerven hält, will ebenfalls auf antiphlogistischem Wege glücklich gewesen seyn, und erwartet allein Heil davon. Da die Fälle, welche ich noch davon gesehen habe, meist von anomaler Gicht herrührten, und diese wol die häufigste Ursache seyn möchte, so leidet die Anwendung der örtlichen und allgemeinen Blutentziehungen gewiss grosse Einschränkung. Ich

*) S. Hufel. Journal 1817. Januar-Heft p. 17.
**) S Dasselbe Journal 1816. April-Heft. p. 77.

kann nicht sagen, dass Blutegel viel Nutzen gestiftet hätten; aber wol, dass solche an anomaler Gicht leidende Individuen durch Blutentziehung gewöhnlich noch reizbarer und empfindlicher werden, ohne die geringste, wesentliche Linderung des Gesichtsschmerzes zu erfahren.

X. Wird der Aderlass durch Ohnmacht fast immer kontraindicirt. Die meisten Ohnmachten entstehen aus schwächenden, psychischen und körperlichen Ursachen, und in der Regel werden nur sehr reizbare, schwächliche Individuen davon befallen. Daher ist ihnen auch das weibliche Geschlecht am häufigsten unterworfen. Der Aderlass ist, wie Hildebrandt richtig bemerkt, bei der Ohnmacht theils unnöthig, theils unnütz, theils schädlich. Unnöthig, weil, wenn auch Vollblütigkeit mit im Spiele ist, doch diese nie allein, sondern immer eine andere mehr nervöse Ursache die Ohnmacht bewirkt hat, und die Ohnmacht aufhört, wenn die Wirkung der letztern gehoben ist. Es ist unnütz, weil während der Ohnmacht das Blut gar nicht oder doch nur sehr wenig fliesst; und endlich schädlich, wenn es bei der Erholung des Kranken wirklich fliesst, weil es ohne Noth und ohne Nutzen schwächt. Was dem Aderlass bei der Ohnmacht einen falschen Anschein von Nutzen gegeben hat, ist die freilich wahre Bemerkung, dass der Kranke sich erholt, wenn das Blut zu fliessen anfängt; aber er erholt sich nicht, weil das Blut fliesst, sondern das Blut fliesst, weil er sich erholt.

XI. Auch bei der Asphyxie ist der Aderlass mit zu wenig Unterscheidung, und mit zu wenig Rücksicht auf Ursache derselben empfohlen worden. Genau genommen ist er nicht einmal da, wo die Asphyxie wirklich *ex causa apoplectica* abzuleiten ist, das erste und Hauptmittel. Man muss vielmehr erst durch Reiben, Lufteinblasen, äussere Reizmittel das Leben wieder anzufachen suchen, und die Respiration erst wieder nothdürftig in Gang bringen; dann, wenn Zeichen von bedeutender Kongestion nach dem Gehirn statt finden, kann und soll man mässig Blut entziehen. Aber auf jeden Fall mit grosser Vorsicht, damit nicht das eben wieder angefachte schwache Leben durch starke Blutentziehung vollends erlösche.

XII. Zweideutig und falsch ist die Anzeige zum Aderlass sehr oft bei Geistesstörungen, namentlich bei der Manie. Wenn man bedenkt, dass die meisten Geistesstörungen aus dynamisch-materiellen Missverhältnissen im innersten Leben und Mark des Gehirns und der Nerven hervorgehen und darin wurzeln, und dass der Andrang des Blutes nach dem Kopfe meistentheils nur ein accessorisches Symptom ist, so wird man gewiss auch erkennen und begreifen, dass der Aderlass dabei nicht so allgemein und häufig indicirt seyn kann, und immer nur symptomatisch wirkt. Es gibt akute, es gibt mehr chronische Gemüthsstörungen, und darnach muss zuverlässig auch die mehr und minder antiphlogistische Behandlung modificirt werden; und, so wie bei den rein somatischen Krankheiten, kommt es auch hier immer mit auf Veranlassung, entfernte und nähere Ursache des geistigen Leidens an, ob anhaltende, niederdrückende Affekte oder plötzliche, heftige Gemüthseindrücke vorangegangen sind, ob unterdrückte, gehemmte Blutflüsse zu Grunde liegen, zurückgedrängte, auf die Nerven versetzte Ausschläge, oder ob es erbliche Krankheit ist, die sich an gewisse Lebenszeit oder an gewisse Perioden gebunden zeigt. Ich bescheide mich gern, nur flüchtige, leise Andeutungen geben zu können, und nur vor der zu phlogistischen Ansicht und der zu antiphlogistischen Behandlung der Geistesstörungen warnen zu können. Die Pathologie und Therapie der psychischen Krankheiten ist ein grosses, weitläuftiges, noch immer wenig erhelltes Gebiet.

Eine besondere, ganz eigenthümliche Form von Manie bildet das *Delirium tremens*, wo ebenfalls der Aderlass nur allzuoft ein zweideutiges Mittel ist, und bei weitem nicht so allgemein Platz findet, als manche englische Praktiker ihn empfohlen haben, die das Wesen der Krankheit in Entzündung des Hirns oder seiner Häute zu suchen geneigt sind. Da diese Form von fieberhaftem Wahnsinn so häufig bei der geringen, arbeitenden Klasse vorkommt, die dem Brandweinsoff am ergebensten ist, so habe ich häufig Gelegenheit gehabt, sie zu beobachten und zu behandeln. Ich muss aber aufrichtig gestehen, dass ich vom Aderlass nur so viel sagen kann, dass manche Individuen darnach nicht gestorben, aber nicht, dass sie dadurch besser geworden sind. Alte Säufer und solche Individuen, deren Nervensystem schon sehr gelitten hat durch den übermässigen Brandweingenuss, vertragen ihn nicht gut, und erholen sich, wenn sie mit dem Leben davon kommen, offenbar langsamer und schwerer, als wenn man kein Blut gelassen. Opium, *cum grano salis* angewendet, nicht zu häufig und zu stark, leistet dagegen in den meisten Fällen wahrhaft specifische Dienste. Das kann ich in sofern aus vergleichender Erfahrung behaupten, als ich die ersten Fälle, welche mir vorkamen, ehe ich mit der Krankheit und deren Behandlung vertraut war, ohne Opium theils tödtlich habe enden, theils das Delirium viel länger anhalten sehen. Freilich lässt uns das Opium auch manchmal im Stich, besonders bei solchen Individuen, die schon mehrere Anfälle von *Delirium tremens* gehabt haben. Dagegen lässt sich nur erinnern, dass leider, wenn die Menschen vom Trunk nicht lassen, was sie selten thun, ein Anfall immer der letzte seyn wird, von dem sie nicht wieder erstehen, wo dem zu sehr zerrütteten Nervensystem auch durch Opium nicht mehr zu helfen ist.

XIII. Dass bei der Wassersucht und bei der Schwindsucht Aderlass nur mit grosser Vorsicht und ausnahmsweise anzustellen ist, dürfte zu erinnern fast überflüssig scheinen, wenn nicht in neuerer Zeit viel von entzündlicher durch Aderlass zu heilender und geheilter Wassersucht geredet worden wäre, und wenn man nicht auch in der Schwindsucht die Wohlthätigkeit und den grossen Nutzen desselben zu häufig rühmen hörte. In der Regel bildet, was schwerlich praktischen Aerzten gesagt zu werden braucht, Wassersucht nur den trübseligen Ausgang der meisten unheilbaren, chronischen Krankheiten, die entweder von Vereiterung wichtiger Organe, oder auch allgemeiner Atonie des Körpers überhaupt und des lymphatischen Systems insbesondere ausgeht. Daher beschliesst so häufig die Wassersucht, ohne besonderes organisches Leiden, das Leben alter Leute. Die Wassersucht aus solcher Veranlassung ist die häufigste, und bei solcher weder von Erleichterung noch gar von Heilung durch Blutlassen zu reden.

Aber es kommt bisweilen bei jungen robusten Subjekten in Folge plötzlicher Erkältung, zurückgetretener akuter und chronischer Ausschläge, besonders nach zurückgetriebener Krätze, nach nicht völlig durch die Haut geschiedenem oder zurückgetretenem Scharlach, Brustwassersucht, Anasarka und Ascites vor, welche phlogistischer Natur und meist auch mit Fieber verbunden sind, und wo ein antiphlogistisches Verfahren nicht zu scheuen ist. Indess bin ich immer der Meinung, dass man auch bei solchen sthenischen Wassersuchten nicht so unbedenklich und unbedingt die Kur mit Blutlassen einleiten soll, sondern gelassener und besser erst mit der mildern antiphlogistischen Methode sein und der Kranken Heil versucht. Ich bin wenigstens bei der Hautwassersucht nach dem Scharlach, die in der Regel einen fieberhaften Charakter hat, meistentheils ganz gut damit ausgekommen, ausgenommen, wenn Gehirn und Brust idiopathisch litten; da bin ich, trotz der Blutegel und selbst trotz der allgemeinen Blutentziehung, in einigen Fällen nicht glücklich gewesen. Die Wasseransammlung geht da zu schnell vor sich, und weder das Gehirn noch die Lungen können starke und anhaltende Kompression vertragen. Als ein, für die Mehrzahl der Fälle sehr probates, Heilverfahren kann ich bei solchen akuten Wassersuchten empfehlen, *Tart. boraxatus* mit *Roob Juniperi* und *Spir. sal.* oder *nitri dulcis.* Z. B.

℞. *Tartari boraxati* ℥j
solve
Aq. fontanae ℥v
adde
Roob. Juniperi ℥j
Spirit. sal. dulc. ʒj — ʒiß
M.

Davon alle Stunden, je nach Alter und Umständen, einen Esslöffel oder mehr zu nehmen. Ausserdem aber, wenn diese Mixtur auf Stuhl und Urin zu wirken anfängt, und die fieberhafte Aufregung etwas nachlässt, Kalomel mit etwas Digitalis oder Squilla. Z. B.

Calomel gr. j — ij
Pulv. Hb. Digit. purp. gr. ß
sive
„ *Rad. Squill. gr* $\frac{1}{3}$
Sach. alb. gr. xx
M. Disp. tal. dos. N. vj.

Von diesen Pulvern werden zwei bis drei täglich genommen. Es leidet keinen Zweifel, dass Quecksilber, besonders in dieser Verbindung, sehr energisch wirkt. Behandelt man hingegen die akute Wassersucht nach dem Scharlach unmittelbar mit heroischen schweisstreibenden, harntreibenden und abführenden Mitteln, so erreicht man seinen Zweck schlecht oder gar nicht. Man erhöht auf diese Weise oft nur den fieberhaften Zustand; man erzwingt den Schweiss weder durch Kampher und *Spirit. Mindereri*, noch verstärkte Urinsekretion durch Digitalis und Squilla. Sehr nützlich und nie schädlich habe ich bei dieser Nachkrankheit des Scharlachs auch, wo die Umstände es erlaubten, laue Bäder gefunden. Sie lösen den Hautkrampf und begünstigen dadurch die Transpiration.

Die ausgebildete Lungenschwindsucht gibt allgemein gewiss keine wahre und gegründete Indikation zum Aderlass. Selten sind die Kräfte des Kranken dabei so beschaffen, dass er einen bedeutenden Blutverlust gut erträgt, und noch seltner schaffen wir dadurch wahre Erleichterung und wahren Nutzen. Die Blutentziehungen, besonders die allgemeinen, können sich nur auf die Fälle erstrecken, wo *Indicatio vitalis* vorhanden ist, wo die Respiration durch den tuberkulösen oder exulcerirten Zustand der Lungen dermassen beengt ist, dass die Kranken nur mit äusserster Anstrengung zu athmen im Stande sind und zu ersticken drohen, ohne dass wir mit milderen antiphlogistischen und krampfstillenden Mitteln Hülfe schaffen können. Aber eine tuberkulöse oder exulcerirte Schwindsucht mit Aderlass heilen wollen, halte ich für einen gefährlichen Missgriff, der die Katastrophe eher beschleunigen als aufhalten wird. Wahre Vollblütigkeit ist nicht die Ursache der Schwindsucht; der Andrang des Bluts nach den Lungen entsteht theils nur aus dem gereizten, krankhaften Zustande derselben, theils aus der Hemmung und Störung des kleinen Kreislaufs durch die Tuberkeln und Geschwüre in den Lungen. Da nun der Aderlass nicht der in der Organisation oder in der Lebensweise und in den Lebensverhältnissen liegenden Ursache der Lungenschwindsucht begegnet, so ist er ein sehr missliches und zweideutiges symptomatisches Mittel. Er vermag nur, als das mächtigste derivirende und revulsirende Mittel, der momentanen Bedrängung der Lungen zu begegnen, vergrössert aber mittelbar den allgemeinen Schwächezustand des Körpers und begünstigt dadurch die Wiederkehr der Blutkongestionen nach den Lungen und des Erstickung drohenden Asthmas. — Hektik und Lungenschwindsucht ist, leider! das unvermeidliche Loos vieler Menschen in der Blüthe der Jahre. Sie können, vermöge ihrer Organisation, nicht in oder über die Dreissig hinausgelangen: ihre Lebenskräfte reiben sich zu früh auf. Angeerbte Schwindsucht ist eigentlich weiter nichts als angeerbte Kürze des Lebens. Diese ist in gewissen Familien so zu Hause, wie in andern das lange Leben. Oft schon vor, bisweilen nach den zwanziger Jahren tritt hektische Abmagerung ein, ein allgemeiner reizbarer, chronisch entzündlicher Zustand, nicht so wol eines einzelnen Systems, als vielmehr des ganzen Körpers und aller seiner Gebilde. Dazu gesellt sich Lungenschwindsucht, oder umgekehrt geht diese *Phthisis haereditaria* auch von primairer Affektion der Lungen aus, so dass der allgemeine hektische Zustand sekondair dazu tritt.

Gegen die ausgebildete Lungenschwindsucht vermag der Aderlass nichts, und ist nur unter den angeführten Umständen ein zweideutiges Palliativmittel. Aber der lebensgefährlichen Ausbildung der Lungenschwindsucht lässt sich durch kleine, dann und wann angestellte, Aderlässe bisweilen vorbeugen. Das gilt aber nur, so lange bei den Kandidaten der *Phthisis florida* die ersten Vorboten sich einstellen. Diese Vorboten bestehen in kurzem, durch die geringste Anstrengung beklemmten Athem, trocknem Hüsteln, Stichen durch die Lungen, während eine umschriebene Wangenröthe, die sogenannten Schwindsuchtsrosen, das sonst blasse, weisse Gesicht auszeichnet. Ich mache wahrlich nicht darauf Anspruch, ein Lobredner des Aderlasses zu seyn; aber hier möchte ich ihn behutsam dann und wann angewendet, besonders im Frühjahr, wo sich der Blutorgasmus überhaupt regt, und gewöhnlich auch die Kongestion nach den Lungen am stärksten erscheint, als ein Hauptmittel neben einer übrigens angemessenen Diät und Behandlung rühmen. Ich will nicht sagen, dass man damit jedem Fall von erblicher Schwindsucht sicher und unfehlbar vorbeugt, oder dass man dadurch aus einem schwindsüchtigen Habitus einen herkulischen zu machen im Stande ist; aber man befreit durch einen solchen zeitgemässen Aderlass die schwachen, reizbaren Lungen von einer Plethora, von einer Blutbedrängung, welche, sich selbst überlassen, leicht in gefährlichen Bluthusten endet.

XIV. Auch die Schwangerschaftsbeschwerden haben oft zu Missbrauch des Aderlasses geführt, weil die Indikationen, welche die Schwangerschaft dazu gibt, sehr oft mehr scheinbar als gegründet sind. In den historischen Notizen, welche ich vorangeschickt habe, wird sich der geneigte Leser aus dem Celsus erinnern, dass die alten griechischen Aerzte den Aderlass in der Schwangerschaft, wegen des davon zu befürchtenden Abortus, allgemein verwarfen *). Diese Furcht und die daraus herrührende Missbilligung des Aderlasses während der Schwangerschaft, möchte im Ganzen weiser seyn, als die Dreistigkeit, mit welcher man ihn in neuerer Zeit bei derselben angestellt, bald um Kongestionen nach Kopf und Lungen abzuhelfen, bald um Abortus zu verhüten.

Die meisten Beschwerden in der Schwangerschaft sind mehr nervöser Art, besonders in der ersten Periode derselben. Die Veranlassungen zum Abortus stammen desgleichen mehrentheils von heftigen Nerveneindrücken her, besonders von plötzlichen und heftigen Gemüthsbewegungen, heftigem Schreck oder Aerger. Bei jungen Frauen, welche zum ersten Male schwanger sind, kommt der Abortus gewiss häufig nur daher, dass nach der Konception der, in einem gereizten Zustande befindliche, Uterus den Beischlaf nicht gut verträgt, eine Ursache des Abortus, worauf die Aerzte besonders zu achten haben, und welcher nicht durch Ader-

---

*) Der Aphorismus des Hippokrates lautet: *Γυνὴ ἐν γαστρὶ ἔχουσα φλεβοτομηθεῖσα ἐκτιτρώσκει καὶ μᾶλλον εἰ μεῖζον εἴη τὸ ἔμβρυον.*

Ed. Kühn Tom. III. p. 743.

lass zu begegnen ist. Alle die Beschwerden der Schwangerschaft, welche gewöhnlich auf örtliche Plethora und Kongestion gedeutet werden und gewiss oft fälschlicherweise zu Blutentziehung veranlassen, das Gefühl von Schwere in den Gliedern, Schwere und Eingenommenheit des Kopfes, bis zum Schwindel und der Unfähigkeit, den Kopf in die Höhe zu richten, erschwertes Athemholen, Engbrüstigkeit, Herzklopfen, Schlaflosigkeit, oder noch häufiger Schläfrigkeit, — alle diese Symptome findet man am häufigsten in der ersten Periode der Schwangerschaft, wenn der Umfang und Druck des schwangern Uterus grade noch nicht so stark ist und seyn kann, um wesentliche Unordnungen und Hemmungen im Blutumlauf hervorzubringen, und der stärkere Blutandrang nach dem Uterus eigentlich mehr von andern Organen ableitet, was das Stillestehen der Lungenschwindsucht während der Schwangerschaft nur zu deutlich bestätigt. Sind es endlich die wirklich robusten und vollblütigen Frauen, welche von den genannten Schwangerschaftsbeschwerden am meisten leiden; sind es nicht grade umgekehrt die schwächlichen, nervenreizbaren, und ist denen überhaupt Blutentziehung so nothwendig und so dienlich? Der mehrerwähnte Hildebrandt versichert aus Erfahrung, nachdem er die Gewohnheitsaderlässe in der Schwangerschaft getadelt, dass er sehr viele, selbst plethorische, Schwangere gar nicht zur Ader gelassen, und sie dennoch glücklich geboren und das Wochenbett glücklich überstanden hätten. Ja, er glaube behaupten zu können, dass grade die Weiber, deren Blut man gespart, das Wochenbett *caeteris paribus* glücklicher überstehen, und nicht so leicht in gastrische und asthenische Krankheiten verfallen. — Selbst bei Blutflüssen in der Schwangerschaft ist der Aderlass nicht so nützlich und nothwendig, als gemeinhin angenommen wird. Ich bin meinestheils fast immer eben so gut, wo nicht besser, gefahren, wenn ich mich auf Verordnung der strengsten Ruhe, horizontalen Lage und den Gebrauch von *Acid. sulphur. dilutum* mit *Tra. Cinnamomi* beschränkte, und alle erhitzende und starknährende Speisen und Getränke vermeiden liess. Ich unterschreibe aus der innersten Ueberzeugung, was Hildebrandt darüber sagt: „Man hat bei Mutterblutflüssen, da sie oft durch das Aderlassen nicht verhütet werden, um so mehr Ursache, sie nicht ohne offenbare und beträchtliche Vollblütigkeit, ja kaum dann vorzunehmen, weil bei dem Missgebähren oft ein so reichlicher Blutfluss erfolgt, und dann die Kranke um so mehr erschöpft und entkräftet wird.“ —

Es möchte sich daher die wahre, aber im Ganzen seltne Indikation zum Aderlass während der Schwangerschaft, nur auf einen wirklich hohen Grad von Schwindel und Asthma *ex causa plethorica* gründen, besonders wenn uns die Schwangere schon früher als sehr vollblütig und zu Kongestionen geneigt bekannt war, und wenn wir mit einer milden, antiphlogistischen Behandlung nicht ausreichen. Immer aber bin ich der Meinung, erst den milderen Weg einzuschlagen, ehe man zu allgemeiner Blutentziehung schreitet; denn der Aphorismus des Hippokrates ist zwar nicht so unbedingt gültig, aber doch sehr zu berücksichtigen, und mag uns wenigstens warnen, nicht sogleich und leicht fertig mit dem Blutlassen zu seyn. Wenn es auch wahr und gegründet ist, dass die Schwangerschaft mit einer allgemein erhöheten Gefässthätigkeit, oder vielmehr mit einem gesteigerten Blutleben und gesteigerter Vegetation verbunden ist, und schon dadurch bisweilen örtliche Plethora und Kongestion veranlasst werden kann; so ist es doch auch eben so wahr, dass der weibliche Organismus in der Schwangerschaft zur normalen und kräftigen Entwickelung eines neuen Lebens Kräfte und Säfte nöthig hat, die ihm nicht ohne die dringendste Ursache und aus, allzuoft nur eingebildeten, prophylaktischen, Gründen entzogen werden dürfen. Es gilt hier, wie überall bei den prophylaktischen Aderlässen, dass der erste den zweiten, dieser leicht den dritten und so fort, nach sich zieht, und dass wir dergestalt dem Körper die so höchst wichtige Kraft rauben, oder wenigstens sehr verkümmern, materielle und dynamische Missverhältnisse selbstständig auszugleichen. Darum müssen und sollen wir selbst bei entzündlichen Krankheiten, denen die Schwangern natürlich eben so gut wie jedes andere Individuum unterworfen sind, immer die Gravidität mit ins Auge fassen, und, wie Celsus so schön und wahr erinnert, daran denken:

„possit necne superesse — quod in una muliere duo corpora simul sustineat.“

Kurz vor der Entbindung, und besonders während derselben, kann bisweilen bei sehr vollblütigen Subjekten die Nothwendigkeit eintreten, durch einen Aderlass die Blutüberfüllung des Uterus zu mindern und dadurch kräftigere Wehen zu fördern; aber man muss diese Indikation nicht zu häufig suchen und sehen. Viel häufiger ist Krampf im Spiele, der örtliche Plethora simulirt und Kongestion veranlasst. Etwas Kamillenaufguss mit 5 bis 10 Tropfen *Laudanum,* hebt diesen Krampf in den Gefässen und der Substanz des Uterus, macht die Cirkulation wieder frei, und die Wehen kräftig, wenn sie vorher nur schwach und dabei schmerzhaft ansetzten. — Entzündlichen Zuständen nach der Entbindung durch den Aderlass vorzubeugen, ist voreilig und schlecht berechnet; denn Entziehung der Kräfte, wodurch die Sensibilität der Wöchnerin doch nur gesteigert wird, mag bisweilen eher zu schmerzhaften Nachwehen und entzündlichen Zuständen des Unterleibes und des Uterus disponiren, und deren gefährlichere Artung eher begünstigen als ihr vorbeugen. Das Kindbetterinfieber entspringt sehr oft nicht sowol aus lokalen und individuellen Ursachen, als vielmehr aus epidemischen und endemischen, und diese wirken auf einen geschwächten und blutarmen Körper bisweilen mächtiger und tödtlicher, als auf einen kräftigen, ungeschwächten und blutreichen.

XV. Muss ich noch vor dem Missbrauch der allgemeinen und örtlichen Blutentziehungen beim Keichhusten warnen, weil er an sich, seinem Wesen und seinen Symptomen nach, nur selten wahre Indikation dazu gibt. Trotzdem ist von jeher der Keichhusten von einzelnen Praktikern zu antiphlogistisch betrachtet und behandelt worden. Im siebenzehnten Jahrhundert, wo das Blutlassen überhaupt an der Tagesordnung war, liess, wie ich schon erwähnt habe, Guy Patin seinen drei Monate alten Sohn deswegen zur Ader. In neuerer Zeit hat bekanntlich Marcus die Idee, dass der Keichhusten entzündlicher Natur sey und auf Bronchitis beruhe, in einer besondern Abhandlung verfochten *), und daraus die Indikation entlehnt, dass man bei Kindern über drei Jahre dreist und reichlich, selbst bis zur Ohnmacht, Blut entziehen könne und solle. Im Geiste der gastroenteritischen Schule hat der Franzose Desruelles vor einigen Jahren

*) Der Keichhusten. Ueber seine Erkenntniss, Natur und Behandlung. Bamberg und Leipzig 1816.

eine Preisschrift über den Keichhusten geliefert, die in Deutschland aber schwerlich den Preis erworben hätte. Ich brauche wol nicht zu sagen, um welche pathologische Ansicht und um welche therapeutische Indikation sich jene Schrift dreht; man kennt das Schiboleth der genannten Schule: *Gastro-duodenite* oder *entérite* und *sangsues*.

Es kann nun weder mein Wille noch der Ort hier seyn, mich über den Keichhusten und seine Behandlung speciell auszulassen; ich kann nur so viel sagen, dass diese phlogistische Ansicht und diese antiphlogistische Behandlung eine schlimme und verderbliche Einseitigkeit ist. Ich meine, der Keichhusten ist seinem Wesen nach mehr eine wahre *tussis convulsiva*, wie er auch in den Büchern der Aerzte genannt wird, und wofür auch die meisten beständigen Symptome desselben, die periodischen Hustenanfälle, die Angst vor denselben, der Einfluss psychischer Reize, die Wirksamkeit antispasmodischer Mittel, sattsam sprechen. Radikale Hülfe ist demnach von den Blutentziehungen durchaus nicht zu erwarten; sie können höchstens bisweilen eine symptomatische Erleichterung gewähren, wenn nach schweren und häufigen Hustenanfällen Brust und Kopf vom Blute bedrängt wird. In der Regel kommt der Keichhusten epidemisch vor, und hat, wie alle epidemische Krankheiten, nicht immer denselben Charakter, ist bald gutartig und von kurzer Dauer, bald bösartig und hartnäckig, von welcher Wandelbarkeit ich grade jetzt Beispiele vor Augen habe. Um aber auch meinerseits nicht einseitig zu seyn, muss ich bemerken, dass sein erstes, katarrhalisches Stadium oft entzündlicher Natur ist, in welchem Falle freilich bisweilen so bedeutende pleuritische und peripneumonische Zufälle auftreten, dass wir Blutegel an die Brust und innerlich *Nitrum* in schleimigen Dekokten nicht entbehren können. Ist aber dieses katarrhalische Stadium vorüber, wo wir oft noch nicht einmal mit Bestimmtheit sagen können, dass wir einen Keichhusten vor uns haben, weil er in diesem Stadium meist wenig oder gar nichts von den ihn charakterisirenden Symptomen hat; dann ist in der Regel keine besondere Indikation mehr zu Blutentziehung und Eingreifen der Antiphlogistik vorhanden, und das Beharren bei derselben entzieht den ohnehin angegriffenen Kindern unnützer Weise Blut und Kraft.

Ich muss überhaupt aus ziemlich reichhaltiger Erfahrung über den Keichhusten gestehen, dass man bei einer mehr passiven als aktiven Behandlung recht gut fährt. Wie viel Kinder armer Leute habe ich nicht, fast ohne alle Mittel, allein durch die allmächtige Zeit besser werden sehen! Meine sechsjährige Armenpraxis fiel grade in eine Periode, wo Masern, Scharlach und Keichhusten sich ablösten, und ich habe da den letztern in allen möglichen Gestalten gesehen, sehr bösartig, hartnäckig, einige Mal sogar schnell tödtlich, aber in der Regel gutartig. Einige Kinder starben im ersten katarrhalischen Stadium an versäumten peripneumonischen Zufällen; andere im zweiten Stadium des völlig ausgebildeten Hustens an heftigen Kongestionen nach der Brust, welche Lähmung der Lungen und Brustwassersucht nach sich zogen; noch andere drittens, schwächlich und atrophisch, wurden von der Auszehrung und völliger Erschöpfung in Folge des hartnäckigen Hustens hingerafft. Ein achtjähriges Mädchen, welches Anlage zu Phthisis vom Vater geerbt hatte, starb nachdem der Keichhusten sie über ein Jahr und länger gequält hatte, indem er sie eine Zeitlang verliess und dann immer wiederkehrte, endlich an der Eiterschwindsucht. Doch aber belaufen sich diese bösen Fälle unter vielen hunderten nur auf ungefähr zwölf, und wenn auch einige schlimme Ausgänge nur der eigenthümlichen Tücke des Uebels zuzurechnen waren, so kommt doch die Mehrzahl derselben auf Rechnung einer schwächlichen, kachektischen Konstitution, schlechgebaueter, schwächlicher Brust bei rhachitischem Habitus, schlechter, feuchter Wohnung, schlechter Nahrung, und einer, bei armen Leuten nicht ungewöhnlichen, Verwahrlosung. Alles was besser wurde, verdankt aber seine Genesung einer, im Ganzen immer sehr milden, Behandlung mit kleinen Gaben *flor. Zinci, Pulv. rad. Belladonnae, Tinct. Thebaicae,* abwechselnd mit einem

Brechmittel und einem gelinden Laxans. Eine Hauptsache bei jedem Keichhusten ist frische Luft und strenge Diät; Beides verkürzt und mildert seine Anfälle ungemein. Welches Organ aber und welches Nervenpaar beim Keichhusten auch leide, — ein Brechmittel von Zeit zu Zeit ist unentbehrlich. Sollten Aerzte an andern Orten vom Keichhusten und seiner Behandlung anders denken, so kann ich darauf nur erwiedern: „*scripsi in terra et sub coelo Hamburgensi.*" Ich gehöre freilich nicht zu den Aerzten, welche den Keichhusten in wenigen Wochen heilen können und wollen, aber so viel habe ich doch gesehen, dass die Kranken sich gewöhnlich sehr gut dabei stehen, wenn sie nur mit dem Keichhusten und nicht zu viel mit Blutegeln, spanischen Fliegen, Brechweinsteinsalbe und innern Arzneimitteln zu kämpfen haben.

Von der Quantität des zu entziehenden Blutes.

οὐδὲν οὕτω τὴν ἰατρικὴν τέχνην ἐν ταῖς πράξεσιν ἀποφαίνει στοχαστικὸν, ὡς τὸ ποσὸν ἑκάστου τῶν βοηθημάτων *).

---

*) *De venaesectione* cap. 12. Tom. XI. p. 285. — Nichts ist in der praktischen Arzneikunde so muthmasslich als das: wie viel? eines jeden Mittels.

So leitet der gelehrteste Arzt des Alterthums, Galen, die Frage ein, wie viel Blut auf einmal zu lassen sey. Dann meint er, grade weil das: wie Viel? so problematisch sey, so wäre beim Aderlass das Gute, dass man nach Belieben das Blut fliessen lassen und anhalten könne, dahingegen das einmal eingenommene Mittel eingenommen bleibe: Diese Distinktion ist aber nur scheinbar; denn wenn die Symptome von Unwohlseyn oder Ohnmacht beim Aderlass eintreten, so ist oft schon zu viel Blut entleert. Das muss auch Galen gefühlt haben, und daher folgt wol trotz dieses günstigen Umstandes beim Aderlasse — dass man nämlich die Ader nach Belieben schliessen kann — gleich der Nachsatz:

„διόπερ ἄμεινον ἐστὶν, ἐὰν μηδὲν ἐπείγῃ, τὴν πρώτην ἀφαίρεσιν ἐλλιπέστερον ποιησάμενοι, ἐπαφαιρεῖν αὖθις· εἰ δὲ βούλοιο, καὶ τρίτον *).“

Solche Einschränkungen sind nicht nöthig, wenn man jedes Mal wüsste, wie viel Blut grade zu lassen ist, und wo und wann man aufzuhören hat.

Kurz, die Frage wie viel Blut zur Zeit entzogen werden kann, darf und muss, lässt sich nicht unbedingt und allgemein beantworten. Die Antwort darauf wird durch Alter, Geschlecht, Temperament,

*) *De venaesectione* cap. 12. Tom. XI. p. 286.

Körperbeschaffenheit und Kräfte des Kranken, Art und epidemischen Charakter der Krankheit, Sitz der örtlichen Entzündung und andere zufällige Umstände bestimmt. Einer der ausgezeichnetsten Aerzte des Alterthums, Aretäus, bestimmt bei der hartnäckigen *Cephalaea* den ersten Aderlass nach den Kräften des Kranken:

„ξυντεκμαιρόμενον δὲ τὴν δύναμιν τὸ πλῆθος ἀφαιρέειν *)."

den zweiten, nach drei oder vier Tagen auf ungefähr ein Pfund:

„τὸ δὲ πλῆθος ὅσον κοτύλης ἢ σμικρῷ πλεῖον**)."

und eine etwa noch nöthige dritte Blutentziehung auf ein halbes Pfund:

„ἔστω δὲ πλῆθος ἐς κοτύλης τὸ ἥμισυ ***)."

Bei der Satyriasis aber räth er zum Aderlass bis zur Ohnmacht:

„οὐδὲ γὰρ ἄκαιρον νῦν λειποθυμίην ἐμποιέειν."

In der Peripneumonie soll am linken und rechten Arm zugleich Blut gelassen werden, aber nicht bis zur Ohnmacht:

„μὴ μέχρι λειποθυμίης."

Bei der Pleuritis am entgegengesetzten Arm, und ebenfalls nicht bis zur Ohnmacht. Es geht daraus hervor, dass er keine allgemeine Maassbestimmung

*) *Aretaei Opera. Ed. Kühn* p. 293.

**) Ebendaselbst p. 294.

***) S. p. 297.

gelten liess, sondern sich theils nach der Art der Krankheit, theils nach den Kräften des Patienten richtete. — Galen sagt: er erinnere sich bei einigen Menschen sechs Pfund Blut ohne merkliche Schwächung entzogen zu haben, andere wären aber auch schon nach einem Aderlasse von anderthalb Pfund so geschwächt worden, dass sie gewiss durch den Verlust von zwei Pfund tödtlich geschwächt worden wären *). Man solle daher mit grossen Blutentziehungen vorsichtig seyn, und während des Aderlasses immer den Puls untersuchen, damit nicht unvermuthet statt einer Ohnmacht der Tod eintrete, wie das drei Aerzten begegnet sey **). Die bei Hippokrates nach der Farbe bestimmte

---

*) *οἶδα γὰρ ἐπ' ἐνίων μὲν αὐτάρκως ἀφελεῖν σί λίτρας αἵματος, ὡς τόν τε πυρετὸν αὐτίκα σβεσθῆναι καὶ μηδεμίαν ἀκολουθῆσαι κάκωσιν τῆς δυναμέως· ἐπ' ἐνίων δὲ μίαν καὶ ἡμίσειαν οὐκ ἄνευ τοῦ βραχύ τι παραβλάψαι τὴν δύναμιν, ἐφ' ὧν εἰ δύο τις ἐκένωσεν, ἔβλαψεν ἂν ἐσχάτως.*

De venaesectione cap. 14. *ed. Kühn* Tom. XI. p. 294.

**) *καὶ διὰ τοῦτο αὐτὸ βέλτιόν ἐστι φυλάττεσθαι τὰς ἀθρόας κενώσεις, εἰ μή τις ἀνάγκη μεγάλη κελεύῃ. — προσέχειν μέντοι καλῶς ἔχει τῇ καθειρέσει τῶν σφυγμῶν, ἀφαπτόμενον αὐτῶν ἔτι ῥέοντος τοῦ αἵματος, ὥσπερ κἀπὶ τῶν ἄλλων ἁπάντων εἴωθα πράττειν τῶν φλεβοτομουμένων, ὅπως μή ποτε λάθῃς αὐτὸν ἀντὶ λειποθυμίας θάνατον ἐργασάμενος, ὅπερ οἶδα τρισὶν ἰατροῖς γενόμενον.*

Ebendaselbst cap. 12. p. 288.

Quantität des zu lassenden Blutes, die Celsus wiedergibt, hält er mit Recht für unzulässig. Im Ganzen räth er bei allen Krankheiten eine mässige Quantität Blut zu entziehen, und den Aderlass lieber zu wiederholen, wenn nicht etwa ein Aderlass bis zur Ohnmacht indicirt ist:

πειρᾶςθαι δ' επὶ παντων παθῶν ἄμεινον ἦν ἐπὶ ταῖς φλεβοτομίαις μετρίαις γινομέναις τὴν καλουμένην ἐπαφαίρεσιν ποιεῖσθαι, ποτὲ μὲν ἐπὶ μίας ἡμέρας, ὅταν οὕτω πράττειν ἐγχωρῇ, ποτὲ δὲ καὶ κατὰ τὴν ὑστεραίαν, πλὴν εἴποτε, ὡς ἔμπροσθεν εἴρηται, μέχρι λειποθυμίας ἄγειν τὴν κένωσιν ἐπιχειροῖμεν *).

Diese mässige Quantität möchte ungefähr bei Menschen im männlichen Alter, von ungeschwächter Konstitution, anderthalb Pfund betragen, wenn man die Vorsicht in Anschlag bringt, bei Knaben nach dem vierzehnten Jahre, die an Pleuritis, Peripneumonie oder Angin leiden, das erste Mal ein Pfund Blut zu lassen **). Im Ganzen möchte dieser allgemeine Maassstab zu liberal seyn; Galen war aber in Betreff des Blutlassens überhaupt etwas liberal. — Von Botallus lässt sich weiter nichts sagen, als dass seiner Meinung nach fast

---

*) *De venaesectione* cap. 14 *ed. Kühn* Tom. XI. p. 297.

**) Ebendaselbst p. 290. — Knaben unter 14 Jahren sollen nicht zur Ader gelassen werden.

nie zu viel, gewöhnlich zu wenig Blut gelassen wird. Im synochischen Fieber, bei Peripneumonie, Pleuritis oder Angin lässt er gern zwei bis dritthalb Pfund Blut des Morgens, und vier bis sechs Stunden darauf anderthalb; bei starken Männern bisweilen das erste Mal drei, und sechs bis acht Stunden später zwei Pfund *). Ein Maassstab, wie ihn nur Botallus geben konnte. Offenbar benutzte er die Erfahrung, dass der Mensch viel Blut entbehren kann, ohne zu sterben, zur Empfehlung so überreichlicher Blutentziehungen **). Das ist aber ein sehr falscher und gefährlicher Weg; denn bei jeder Krankheits halber anzustellenden Venäsektion ist die Hauptfrage nicht die: wie viel Blut kann ein Mensch verlieren, ohne grade jedes Mal zu sterben, sondern wie viel ist, nach der Konstitution des Kranken und nach Beschaffenheit der Krankheit, dringend nothwendig zu entziehen. Wenn sich Botallus daher im vierundzwanzigsten Kapitel über die Aerzte lustig macht, die beim Aderlass gleich nach dem Pulse fühlen,

---

*) „*Raro ergo in his affectibus dum in me est, et obsequentem habeo aegrotum, non detraho ad libras, vel duas cum dimidia mane, et non inclinante morbo, ad sesquilibram, quatuor sexve horis post, in viris fortibus aliquando ad libras tres, unica vice, et duas sex vel octo horis post.*“

A. a. O. cap. 30.

**) S. cap. 28.

und nicht über acht bis neun Unzen oder höchstens etwas mehr gehen wollen; so verräth er eine sehr tadelnswerthe Hämatomanie, welcher es auf ein Pfund Blut mehr oder weniger beim Aderlass nicht ankommt. Es ist freilich wahr, es kommt in der Regel nicht auf eine Unze Blut mehr oder weniger an; aber die Hand an den Puls zu legen, um die Wirkung des Aderlasses auf den Menschen und die Krankheit darnach zu ermessen, ist nicht so thöricht als Botall meint, sondern, wie schon der grade nicht blutscheue Galen bemerkt, sehr vernünftig und nothwendig.

Gewiss hat nun Galen darin vollkommen recht, dass, so wie bei allen übrigen Mitteln, so auch beim Aderlass, die rechte Quantität zu bestimmen, das Schwierigste ist, und eben so möchte ihm darin beizustimmen seyn, dass, wenn der Fall nicht sehr dringend ist, man besser thut, das zweite und dritte Mal Blut zu lassen, als gleich zu viel auf einmal. Nichts destoweniger thut es noth, ein ungefähres Quantum zu bestimmen, das mehrentheils heilsam und doch nicht zu gross ist, um selbst bei, gegen Blutverlust sehr empfindlichen, Personen Schaden zu stiften. Diess Quantum möchte, nach Beschaffenheit des Kranken und der Krankheit, zwischen 10 und 18 Unzen schweben, so nämlich, dass man, bei nicht sehr robusten, schwach aussehenden Individuen und nicht sehr heftigen inflammatorischen Symptomen, sich mit 10 Unzen begnügt, und nach der grösseren Stärke und Vollsaftigkeit des Individuums und der grösseren Heftigkeit der Krankheit auf 12, 16 bis 18 Unzen steigt. — Sydenham z. B. gibt bei der Pleuritis und beim Rheumatismus 10 Unzen an; Vieusseux, einer der neuesten Schriftsteller vom Aderlass, gibt dasselbe Quantum an für Erwachsene von gewöhnlicher Konstitution; bei schwächlichen und in zweifelhaften Fällen aber nur sieben bis acht Unzen oder auch nur vier *). Der Uebersetzer des Letztern, Klose, bemerkt dabei, dass solche Bestimmungen keinen genauen Maassstab liefern für anzustellende Blutausleerungen; aber dass sie wol dazu dienen können, dem angehenden Arzte eine passende Richtschnur für die gewöhnlichsten Fälle zu geben. Mehr können wir aber, genau genommen, bei keinem Mittel geben; Zeit, Umstände, Individualität, Art und Grad der Krankheit haben immer auf das Quantum Einfluss. Der Aderlass ist ein so wichtiges, entscheidendes Mittel, dass eine ungefähre Bestimmung des Quantums, was so leicht keinen Schaden stiftet und für die Mehrzahl der Fälle hinreicht, unentbehrlich ist. Eine solche Bestimmung möchte um so nothwendiger seyn, da man keineswegs immer so lange Blut entziehen soll und darf, bis die Symptome, um derenwillen der Aderlass angestellt wird, sich ver-

*) S. a. a. O. p. 12 u. fgde.

lieren. Man läuft leicht Gefahr zu viel Blut zu entziehen, wenn man den vollen und harten Puls durch den Aderlass alsbald weich machen, oder wenn man bei der Pleuritis dadurch gleich die Stiche und Schmerzen beim Husten und Athemholen bannen will. Der Aderlass soll und kann nur die Saftmasse, welche der Krankheit, Stoff und Nahrung gibt, mindern; aber die Krankheit selbst unmittelbar gleichsam abschneiden, juguliren, soll und kann er nicht, denn selten beruht diese allein auf Ueberschuss und Ueberdrang des Blutes. Der Aderlass bis zur Ohnmacht und Erschöpfung der Kräfte ist und bleibt immer ein zweideutiges, missliches Wagestück, wo man, meines Erachtens, es ganz unverholen darauf ankommen lässt, ob man die Krankheit allein oder das ganze Individuum mittrifft, und wo der Fall sehr gut möglich ist, dass man die Krankheit gar nicht und nur das Individuum entkräftet. Wenn man in der wahren, ausgebildeten Hydrophobie, wo dem Menschen der jämmerlichste Tod gewiss ist, und von welcher schwerlich je einer erstanden seyn mag, das zweideutige Experiment anstellen will, sey's darum: das Mittel ist da kaum so arg, als die scheussliche Krankheit, und der Mensch stirbt höchstens etwas früher. Aber bei Hirn- und Lungenentzündungen, bei exanthematischen Krankheiten sind die enormen Aderlässe theils entbehrlich, theils misslicher und gefährlicher als die Krankheit, welche durch dies heroische Verfahren *cito* und *tuto* geheilt werden soll.

Wo man also den Aderlass indicirt findet und der Mensch im mittleren, kräftigen Alter steht, von übrigens gesunder und ungeschwächter Konstitution ist, muss und kann man in der Regel drei bis vier Tassen Blut, die Tasse zu drei Unzen gerechnet, entziehen. Bei Pleuritis und besonders bei sthenischer Peripneumonie ist wegen der Empfindlichkeit und Wichtigkeit des leidenden Organs ein reichlicher Aderlass gleich anfangs der Krankheit am nothwendigsten und unentbehrlichsten, und wenn die Symptome sehr bedeutend sind, wenn der Athem sehr beklemmt, der Husten sehr schmerzhaft, der Auswurf sehr blutig ist, so kann man bei entsprechender Konstitution, das erste Mal dreist bis achtzehn Unzen Blut entziehen, und braucht wegen eintretender Ohnmacht nicht besorgt zu seyn. Eine kräftige Ableitung von den blutüberfüllten, entzündeten Lungen ist hier nicht allein sehr wohlthätig, sondern unentbehrlich. Selbst wenn der Mensch, trotz kräftiger Blutentziehung, unterliegen sollte, so haben wir das unsrige gethan, und gehandelt, wie es die gediegenste Erfahrung aller Zeit erheischt. Es lasse sich kein vernünftiger Arzt irre machen, durch die homöopathischen Wunderheilungen gefährlicher Lungenentzündungen ohne Venäsektion. Dreist mag man behaupten, dass es entweder keine bedeutende Lungenentzündung gewesen, die so glücklich ohne Aderlass geheilt worden, oder dass die Natur, worauf wir uns aber hier nicht so leicht und leichtsinnig verlassen sollen, sich selbst geholfen. Entschiedene, starkausgeprägte Fälle von Pleuritis und Peripneumonie werden ohne Aderlass schlecht oder gar nicht geheilt; der Mensch stirbt entweder schleichend an den Nachwehen, an Schwindsucht, oder unmittelbar an Gangrän der Lungen, am Lungenschlage.

Mässiger in der Quantität des zu entziehenden Blutes kann man gewöhnlich bei Entzündungen der Unterleibsorgane seyn, weil diese selten so rein sthenisch sind, und das begleitende Fieber leicht in den nervösen Charakter überschlägt. Vorsichtig und sparsam sey man mit dem Quantum bei solchen Entzündungen, deren Diagnose undeutlich und problematisch ist; vorsichtig und sparsam bei Personen, die durch eine ausschweifende Lebensweise, durch Kummer, Gram, schlechte Nahrung geistig und körperlich geschwächt sind. Sparsam sey man da, wo man nur eine palliative Erleichterung bezweckt und verschaffen kann; so z. B. bei anhaltenden, erstickenden Brustbeklemmungen, beim *Asthma convulsivum* oder bei der Brustwassersucht. Maass und Ziel halte man bei alten Trinkern, bei Leuten, die durch anhaltende geistige Arbeit überhaupt in einen reizbaren, schwächlichen Zustand versetzt sind, und selten einen ganz freien und gesunden Unterleib haben. Solche Individuen können sogar von hartnäckigen und heftigen Entzündungen wichtiger Organe befallen werden, ohne deswegen reichliche Blutentziehungen zu vertragen. Sparsam sey man bei Kindern, wo man den Aderlass gewiss grösstentheils besser zu umgehen sucht, und hüte sich wenigstens aus einzelnen Fällen zu dreist allgemeine Regeln zu abstrahiren. Auch alten Leuten darf nicht zu viel Blut auf einmal entzogen werden, wenn sie nicht sehr kräftig und plethorisch sind, und eine reizende, nahrhafte Diät, bei mangelnder Beschäftigung führen. Wenn Peter Frank in seiner Epitome von einem achtzigjährigen Manne spricht, den er durch neun Aderlässe von einer schweren Peripneumonie geheilt habe, so hat der Meister es gethan, und aus diesem isolirten Falle fliesst weder die Vorschrift, noch die Regel, jedem achtzigjährigen Manne, der an Lungenentzündung leidet, neun Mal Blut abzuzapfen. Man möchte nicht immer so glücklich wie Peter Frank seyn; denn auch das Glück spielt bei solchen aussergewöhnlichen Kuren eine wichtige Rolle, und nicht Alles in der Kunst ist gut gethan, was glücklich endet. Woher kommt es doch, dass man so häufig das besondere Lob hört? der und der ist ein glücklicher Arzt. Wol nur daher, dass ein mehr als dunkles Bewusstseyn in uns und den Laien spricht: nicht Klugheit, nicht Geschick, nicht Meisterschaft in der Kunst, sondern das Glück entscheidet oft über schlechten und guten Ausgang.

Zu bemerken ist auch noch in Betreff der Quantität des Aderlasses, dass die rein sthenischen Entzündungen mehr in der kalten als warmen Jahreszeit vorkommen, und dass der Aderlass besser im Winter als im Sommer vertragen wird. Die Widersprüche der Aerzte über Nutzen und Schaden, Nothwendigkeit und Nichtnothwendigkeit, und das rechte Maass des Aderlasses, beruhen zum Theil mit auf solchen Witterungsverhältnissen und Verschiedenheiten der Jahreszeit, auf klimatischen, epidemischen und endemischen Einflüssen. Je nachdem ein Land oder eine Stadt höher über dem Meeresniveau, luftiger und trockner, oder tiefer und feuchter liegt, je nachdem muss auch die Nothwendigkeit und Quantität der Blutentziehungen verschieden seyn. Die Beschaffenheit der Menschen und der Krankheiten wird dadurch anders modificirt, und nicht selten dadurch an einem Orte schädlich, was sich an dem andern nützlich erweist.

Von der Wiederholung des Aderlasses.

Les symptomes de l'épuisement avec réaction ont été souvent, je crois, pris pour ceux de l'inflammation, ou toute autre maladie de la tête ou du coeur. Dans cette idée on a fréquemment recours à des nouvelles saignées; cette pratique est autant plus propre à en imposer à ceux qui manquent d'expérience, que tous les symptomes paraissent souvent pleinement améliorés. J'ai resté quelque temps sans pouvoir comprendre la nature de ce fait. J'étais convaincu moi-même, que dans certains cas les symptomes étaient bien ceux de la perte du sang, et il ne me paraissait pas moins certain, que les mêmes symptomes cédaient à la saignée! Enfin, je découvris par une observation scrupuleuse, que les symptomes qui cédaient étaient ceux de la réaction, et que le soulagement n'était autre chose, que la nature de la syncopie, que le soulagement durait aussi long-tems, que l'état de défaillance, mais cessait dès, que cet état faisait place au retour et à la réaction des forces vitales.

Marschall Hall. Gazette de santé Mars 1827. N. IX *).

Eine inhaltschwere, wolzubeherzigende Stelle! die, nach ihrer vollen Wichtigkeit gewürdigt, den gewissenhaften, denkenden Praktiker von manchem

*) S. Widnmanns Uebersetzung der Angelischen Schrift vom Missbrauch des Aderlasses p. 36 u. fgde.

dritten, vierten, fünften Aderlass u. s. w. abschrecken wird. Riolan, Willisius, Guy Patin, Botallus und alle die Hämatomanen des sechzehnten und siebzehnten Jahrhunderts haben mit der Wiederholung des Aderlasses kaum solchen Frevel getrieben, wie die Kontrastimulisten, Encephalitiker und Gastroenteritiker des neunzehnten, mit der Endlosigkeit der Aderlässe und der Blutegelei. Die Frage daher, wo, wann und wie oft der Aderlass, namentlich in akuten, entzündlichen Krankheiten, zu wiederholen ist, und ob es in der That so häufig Indikation gibt zu drei-, vier- und mehrmaligen, geschweige zu zwanzig, dreissig und vierzig Aderlässen, — diese Frage ist gewiss äusserst wichtig, und kann nicht umsichtig und gewissenhaft genug beantwortet werden.

Die Lehren und Beispiele einiger der angesehensten Aerzte alter und neuer Zeit mögen als Einleitung und Grundlage zu einer möglichst genügenden Antwort darauf dienen. Nicht in den hippokratischen Schriften, nicht beim Celsus, der uns gewissermassen die gediegensten praktischen Grundsätze des Alterthums erhalten hat, nicht beim Aretäus, nicht beim Alles umfassenden Galen finden wir Anleitung und Vorschrift zu der übermässigen Blutverschwendung, welche unsere Zeit gesehen hat. In den echten und unechten Schriften des Hippokrates ist hauptsächlich nur von einem kräftigen Aderlasse die Rede. Beim Celsus wird gerathen, den Aderlass auf zwei Tage zu vertheilen, um die Kräfte des Kranken zu schonen, und denselben Rath gibt Galen. Die zwei- und dreimalige Wiederholung des Aderlasses findet nach Letzterem aber nur statt, wenn man das erste Mal wegen der Konstitution und der Kräfte des Patienten nicht sehr reichlich Blut entziehen durfte*). Im siebzehnten Kapitel seiner mehrerwähnten Abhandlung erzählt er, wie er wegen einer heftigen Augenentzündung bei einem vollblütigen jungen Manne zuerst drei Pfund Blut entzogen und vier Stunden darauf noch ein Pfund; es drohete aber dem Kranken völlige Erblindung. Celsus, der den zweiten und dritten Tag der Krankheit am geeignetsten für den Aderlass hielt, und nur unter besondern Umständen am ersten Tage dazu schreiten liess, erklärt die Blutentziehung nach dem vierten Tage für unnütz und schädlich. Aus dieser Erklärung geht die Verwerfung des zu oft wiederholten Aderlassens von selbst hervor; denn man kommt bei dem Grundsatz, dass nach dem vierten Tage der Krankheit kein Blut mehr zu lassen ist, — er sey nun falsch oder nicht — schwerlich zu vier, fünf und mehr Aderlässen. — Aretäus spricht bei der Pleuritis nur von zweimaligen Aderlässen, wobei noch bemerkt wird, dass die erste Blutent-

---

*) Vgl. die oben angeführten Stellen aus seiner Abhandlung *de venaesectione*.

ziehung nicht bis zur Ohnmacht getrieben werden soll *). — Botallus, der ohne Zweifel sehr blutdürstig war, entzog zwar oft auf einmal sehr viel Blut; aber von fünf- und zehnmaliger Wiederholung des Aderlasses ist doch nicht so häufig die Rede. Sein noch blutdürstigerer Bruder entzog seiner eignen Tochter indess innerhalb drei Tage viermal Blut, im Ganzen sechs Pfund, wegen eines pestartigen Fiebers, und er machte sich, als sie zwei Stunden nach dem letzten Aderlass in tiefe Ohnmacht sank, nur den Vorwurf, dass er ihr nicht schnell genug etwas Stärkendes gegeben.

Sydenham, welcher der antiphlogistischen Methode ziemlich allgemein und mit Vorliebe huldigte, liess bei der Pleuritis gewöhnlich aufs Höchste nur viermal Blut, wobei die Quantität doch im Ganzen nicht über vierzig Unzen betrug:

„*Et quamquam in curandis morbis integrum mihi esse volo, ut plus minusve sanguinis pro rei ratione demendum praecipiam, raro tamen observavi pleuresin confirmatam in adultis minori quam 40 circiter unciarum sanguinis impensa sanatam: licet in pueris semel tantum aut bis secuisse venam, ut plurimum suffecerit* **).“ —

Riverius liess in derselben Krankheit ge-

---

*) S. Dessen *Opera ed. Kühn* p. 232 u. fgde.

**) Dessen *Opera omnia ed. Kühn* p. 232 u. 233.

wöhnlich nur zwei- bis dreimal zur Ader, und fand nur einmal nothwendig, siebenmal Blut zu entziehen. — Triller will mit drei, höchstens vier Aderlässen die stärksten Entzündungen bezwungen haben. — Boerhaave und van Swieten *) liessen den Aderlass nicht ohne dringende Indikation wiederholen. Der berühmte Tissot **) hat nur selten und ausnahmsweise nöthig gefunden, den vierten Aderlass zu überschreiten, und auch dieser soll entbehrlich seyn, wenn man die anderen Hülfsmittel der Kunst anzuwenden versteht. — Borsieri ***), der offenbar nicht so ganz sparsam mit dem Blute der Pleuritischen und Peripneumonischen umging, entzog trotzdem nur in heftigen und hartnäckigen Entzündungen 60 — 80 Unzen Blut. — Widnmann †) in München versichert in einer 35jährigen Praxis nur ein einziges Mal in einer Pneumonie viermal zur Ader gelassen zu haben, ohne deswegen unglücklich in deren Behandlung gewesen zu seyn. — Schmidtmann in seiner *Summa Observationum* ††) spricht nur bei den heftigsten Lungenentzündungen von drei- und mehrmaligen Aderlässen, hat aber bei

---

*) S. *Comment. ad Boerh.* §. 154. 2.

**) *Avis au peuple* §. 50.

***) *De pleuritide et Peripneumonia.* Cap. 4.

†) A. a. O. p. 22.

††) Vol. I. p. 27 u. fgde.

einer sonst den Umständen angemessenen Behandlung selten den dritten und vierten Aderlass nöthig gefunden.

Aus den angeführten Maassverhältnissen des Aderlasses bei ehrenwerthen Praktikern scheint doch so viel hervorzugehen, dass drei, höchstens vier Aderlässe das *Maximum* sind, was heftige Entzündungen, namentlich der Lungen, als die häufigsten und gefährlichsten, nöthig machen, und dass nur selten Indikation vorhanden ist, den vierten Aderlass zu überschreiten. Wie verderblich daher im Allgemeinen eine Praxis seyn muss, die ohne dringende Indikation sechs-, acht-, zehn- und mehr Mal Blut abzapfen lässt, und z. B. in gewöhnlichen Krankheitsfällen, bei einer „*Pleuritis costalis rheumatica*“ *etc.* und einem durch anhaltende Geistesarbeit wenigstens nicht gestärkten Menschen, in Zeit von sechs Tagen neun Aderlässe anordnet, die den armen Kranken um wenigstens acht Pfund Medizinalgewicht Blut bringen, — wie verderblich und unheilbringend eine solche Praxis werden muss und schon geworden ist, brauch ich wol nicht zu erinnern. Vor solchen gewaltsamen, mehr als tollkühnen Eingriffen in den menschlichen Organismus sollten die Fortschritte in der Physiologie und Pathologie, worauf die neueste Zeit so stolz ist, und die tiefere Einsicht in die Unbegreiflichkeit des gesunden und kranken Lebens billigerweise warnen.

Aber, um zum Praktischen zu gelangen, woraus wird die Indikation und Kontraindikation in Betreff des zu wiederholenden Aderlasses am besten und sichersten entlehnt? Wo und wann sind wirklich drei- bis viermalige Aderlässe nicht allein nützlich, sondern dringend nothwendig und unerlässlich? Das mit einiger verlassbarer Gewissheit zu bestimmen, ist eine schwere, schwere Aufgabe. Nur zu bekannt ist es, wie trüglich die meisten Symptome sind, welche für die Wiederholung des Aderlasses sprechen sollen, die Beschaffenheit des Pulses, das Schmerzgefühl, das Aussehen des Blutes, der Kräftezustand des Kranken, der epidemische und endemische Charakter der Krankheit. Die vorhandene Mehrzahl der Symptome und Umstände kann für die Wiederholung des Aderlasses sprechen und dafür gedeutet werden, und sie trotzdem theils unnütz, theils unnöthig seyn. Bei den Gründen für oder gegen die Wiederholung des Aderlasses wird man daher meines Erachtens hauptsächlich Folgendes erwägen müssen.

Vor allen Dingen nun hat man den Aderlass nicht als das Zaubermittel zu betrachten, dessen Anwendung allein und wie mit einem Schlage der Heftigkeit des synochischen Fiebers oder der synochischen Entzündung bestimmte Grenzen vorschreiben soll und kann. Selten begegnet der Aderlass im Ganzen dem unmittelbaren Grunde des Erkrankens; in der Regel vermag er nur den Tumult zu beschwichtigen. Ja, was eben so sehr und vielleicht noch mehr zu beherzigen ist; er soll nichts thun als die Gewalt des Fiebers dämpfen, die stürmische Aufregung im Blutgefässsystem mässigen, nicht aber sie gewaltsam unterdrücken, juguliren; denn leicht leidet bei dieser gewaltthätigen, zu weit getriebenen Unterdrückung oder Abschneidung der Krankheit der Organismus mit. Das ist eine falsche und höchst gefährliche Ansicht, welche meint, der Aderlass oder irgend ein Mittel der Kunst, heile die Krankheit. Nur der Organismus, nur seine dynamisch-materielle Thätigkeit, nur sein lebendiger Chemismus heilt Krankheiten. Die Mittel sind eben nur Mittel; sie unterstützen, richtig und angemessen gewählt, nur dieses Heilbestreben. Ferner ist zu bedenken, dass jede Differenz, die einmal im organischen Leben gesetzt ist, es sey durch innere oder äussere Momente, eine gewisse Zeit zur Ausgleichung nöthig hat, dass jede Krankheit gewisse Stadien durchlaufen muss. Wie wichtig die Berücksichtigung dieser beiden Punkte in Bezug auf die Wiederholung des Aderlassens ist, wird bald einleuchten; denn das ist grade die Klippe, woran so manche, selbst bessere, Praktiker scheitern, dass sie zu wenig die Symptome in Anschlag bringen, ohne welche die Krankheit gar nicht Krankheit wäre, dass sie die inflammatorischen Symptome von Pleuritis und Peripneumonie, den harten Puls, die Stiche und Schmerzen beim Athmen und Husten, die *stria sanguinea* im Auswurf, ohne welche Pleuritis und Peripneumonie aber gar nicht vorhanden wären, und die sich nur allmälig wieder verlieren können, bald in drei, bald in sieben Tagen oder noch später, je nach dem Grade der Krankheit und der Körperbeschaffenheit des Kranken, — dass sie diese zur Krankheit gehörigen Symptome unmittelbar, gleich bis zur Unscheinbarkeit gemildert oder ganz beseitigt haben wollen. Seyd Ihr etwa im Stande, beim gastrischen Fieber die belegte Zunge, den Mangel an Appetit, den bitteren, schlechten Geschmack alsogleich durch Salmiak, Brech-

und Purgirmittel wegzuschaffen, wollt Ihr brechen und purgiren lassen, bis die Zunge rein wird? Meint Ihr, dass Euch das in drei Tagen gelingen wird, wenn die Scheidung der Krankheit erst in sieben oder vierzehn Tagen möglich ist? Schwerlich. Eben so wenig seyd Ihr im Stande, durch gehäufte Aderlässe in 48 Stunden die pleuritischen und peripneumonischen Symptome wegzuzaubern; aber durch diese unsinnige Blutverschwendung die natürliche Krise der Krankheit hemmen, stören und ganz vereiteln, den Kranken aber für seine ganze übrige Lebenszeit in eine unheilbare Schwäche stürzen, oder auch unmittelbar tödten, — das mag Euch wol damit gelingen!

Wenn man daher in heftigen synochischen Fiebern bei robusten, plethorischen Individuen 12, 16 bis 18 Unzen Blut am ersten oder zweiten Tage der Krankheit entzogen hat, und die dadurch anfänglich gemilderten Symptome trotzdem bald, gewöhnlich bei der nächsten Fieberexacerbation, wieder heftiger auftreten, so schreite man nicht gleich zum zweiten Aderlass, sondern suche ihn so lange als möglich durch innerlich und äusserlich kühlende Mittel zu umgehen, und ihn, wenn edeln Organen durch Kongestion oder präsumtive Entzündung Gefahr droht, durch örtliche Blutentziehung zu ersetzen. Hat man aber einen sehr plethorischen, blutreichen und robusten Kranken vor sich, bleibt der Puls auch während der Remission des Fiebers sehr hart und voll, erneuern sich die Symptome von Schlafsucht und Delirien, von Oppression der Brust und beschwerlicher, mühsamer Respiration in einem bedeutenden und bedenklichen Grade, bleibt die Haut fortwährend sehr gespannt und trocken, so schreite man nach 12 bis 24 Stunden zum zweiten Aderlass. Nachtheil hat man unter solchen Umständen so leicht nicht davon zu erwarten, und die gefährlichen Symptome von heftigem Blutandrang nach Gehirn und Brust erfordern dringend eine Ableitung, selbst auf die Gefahr, die Lebenskräfte des Kranken dadurch temporair zu schwächen. Besser ist es auf jeden Fall, den Aderlass so bald als möglich, d. h. wenigstens in den ersten 24 Stunden zu wiederholen, weil er einmal nur wohlthätig wirken kann, so lange der rein sthenische Charakter des Fiebers anhält, und weil wir den schlimmen Folgen der unmässigen Kongestion nach wichtigen Organen vorzubeugen haben. Wenn die bedenkliche Heftigkeit des sthenischen Fiebers nach zweimaligem Aderlass innerhalb drei Tage nicht nachlässt, so ist die Prognose überhaupt schlimm zu stellen, und die Fortsetzung der eingreifenden antiphlogistischen Methode, besonders des Aderlasses, wird misslich und gefährlich. Der Kranke verliert da oft sein Blut ohne Noth und ohne Nutzen. Die Vorschrift der alten Aerzte, nach dem vierten Tage kein Blut mehr zu lassen, ist wol zu beachten, wenn man ihre theoretischen Gründe auch nicht zu unterschreiben geneigt seyn sollte.

Aehnliche Rücksichten sind bei der Behandlung der örtlichen Entzündungen zu beobachten; denn hier grade hat man sich von jeher die schlimmsten Uebertreibungen zu Schuld kommen lassen, und das Blut oft nicht anders als wie unreines Wasser behandelt. Namentlich aber sind die Entzündungen des Brustfells und der Lungen die häufigste Veranlassung zu ungemessener Blutverschwendung gewesen, und der gesunde Menschenverstand erschrickt, wenn er vernimmt, dass Aerzte sich auf die Heilung einer Lungenentzündung mittelst 45 Aderlässe, die nach zwei Monaten in Brustwassersucht endet, etwas zu gut thun, und er muss schier verzweifeln am Heil der Kunst und der Kranken, wenn eine rheumatische Pleuritis zu neun Aderlässen innerhalb sechs Tage Indikation gibt. Es wird daher gewiss nicht überflüssig seyn, die Indikationen zu Wiederholung des Aderlasses bei den örtlichen Entzündungen und hauptsächlich bei den ebengenannten genau und gründlich zu erwägen; denn selbst der nicht immer unmittelbar tödtliche Verlauf solcher Heilungen mittelst 10 bis 45 Aderlässe macht diese Erwägung schon dringend nothwendig, da man kaum weiss, was der überlebende Mensch eigentlich überstanden, ob die Gefahr der Lungenentzündung, oder die gefährlichere Blutgier der Aerzte.

Ohne Zweifel ist jede echte Pleuritis und jede echte Peripneumonie ein Leiden, das wegen der Beschaffenheit und wichtigen Funktion des betreffenden Organs unsere grösste Aufmerksamkeit und unsere besonnenste Thätigkeit erfordert. Je nach der Konstitution des Patienten und nach dem Grade der Krankheit, ist die erste, wichtigste und unentbehrlichste Kunsthülfe, wenn man kein alberner Homöopath ist, eine Venäsektion am Arm. Nur diese vermag den bedrängten und entzündeten Lungen wahre und dauernde Erleichterung zu verschaffen, und ich wüsste kein anderes derivirendes oder revulsirendes Mittel, das sich so wohlthätig erwiese, als der Aderlass. Heilung echter Pleuritis und Lungenentzündung mittelst grosser Gaben von *Tart. emeticus*, ist theils eine Glückskur, theils, weil der Magen und Darmkanal oft hart dabei angegriffen wird, nur dann die Sache des rationellen Arztes, wenn er wegen der überaus schwächlichen Körperbeschaffenheit des Kranken, oder wegen eben überstandener Krankheiten anderer Art, oder auch wegen des besondern epidemischen und endemischen Charakters der Lungenentzündung und des begleitenden Fiebers, jede Blutentziehung meiden zu müssen glaubt. Sonst hat hier eine Jahrtausend alte Erfahrung über die Unentbehrlichkeit des Aderlasses und über dessen Nutzen zur Genüge entschieden. Der dumpfe Schmerz in der Brust, die Stiche und Schmerzen beim tiefern Athemholen und beim Husten, der blutgefärbte Auswurf, alle diese, theils quälenden, theils gefährlichen, Symptome mildern und verlieren sich manchmal ganz nach dem Aderlass. Aber sie kehren auch in geringerem und stärkerem Grade wieder, und dann ist die Indikation zum zweiten Aderlass schon bedingter und nicht so leicht und obenhin zu befriedigen. Wir müssen dann schon den ganzen Habitus des Kranken, seinen Kräftezustand vor der Krankeit, seine grössere oder geringere Anlage zu Lungenleiden überhaupt in Auschlag bringen, den Charakter des begleitenden Fiebers und die Umstände, unter welchen die dringenden Symptome wiederkehren, erwägen. Ist der erste Aderlass reichlich gewesen, d. h. zwischen 12 bis 18 Unzen, und kehren trotzdem nach 8 bis 12 Stunden die Symptome von Blutbedrängung der Lungen in einem heftigen Grade wieder, können die Kranken nicht ohne die heftigsten Schmerzen husten, oder auch vor Blutüberfüllung der Lungen gar nicht zum Husten kommen, werden die *sputa* wieder blutiger gefärbt; dann ist ein abermaliger Aderlass bei kräftigem Habitus des Kranken, entschieden sthenischem Charakter des Fiebers, und besonders, wenn starke Erkältung die Hauptursache der Lungenentzündung ist, nicht zu fürchten. Kehren die Aderlass heischenden Symptome nur mit der

Exacerbation des Fiebers wieder, dann hängt es von der Dauer der letzteren ab, ob wir den allgemeinen Aderlass zu wiederholen haben, oder ob wir uns mit örtlicher Blutentziehung begnügen können. Wir haben uns wenigstens in diesem Falle mit dem zweiten und dritten Aderlass nicht zu übereilen, und so viel ich aus Erfahrung abstrahirt habe, kann man bei einem kräftigen Gebrauch von *Nitrum* in schleimigten Dekokten mit etwas *Tart. emeticus* versetzt, und bei zwischengeschobenen Gaben von Kalomel mit etwas Opium in der Regel die Wiederholung des Aderlasses entbehrlich machen, was wegen der Rücksicht, die der kranke Organismus immer erfordert, gewiss nur heilsam ist, und die Rekonvalescenz ungemein erleichtert. Widnmann hat, wie er sagt, in 35 Jahren nur einmal vier Aderlässe in der Peripneumonie nöthig gefunden; Schmidtmann bemerkt, dass er bei einer angemessenen innern und äusseren Behandlung nur selten zur dritten und vierten Blutentziehung gelangt sey, und ich glaube, man wird sie nur in seltenen bösen Fällen nöthig haben, wenn man bei der Pleuritis und bei der Peripneumonie auf den krampfhaften Zustand Rücksicht nimmt, den die entzündliche Reizung der Pleura und der Lungensubstanz selbst in dem Kapillargefässsystem derselben und, *per consensum*, auch in den weitergemündeten Blutgefässen hervorbringt.

Dass ich selbst bei bedeutenden Fällen von Pleuritis und Pneumonie nur erst einmal in einer bald zwölfjährigen Praxis zu dreimaligem Aderlass habe schreiten müssen, glaube ich besonders dem Umstande schuldig zu seyn, dass ich bei der innerlichen antiphlogistischen Behandlung nach dem ersten, unentbehrlichen und meist unersetzlichen

Aderlass, gleich auf diesen krampfhaften Zustand des Kapillargefässsystems Rücksicht nehme, und zu der *Vol. Nitri* gleich etwas *Extract. Hyoscyami* oder auch etwas *Tinct. Thebaica* hinzusetze. Nicht genug aber kann ich gegen die Rückkehr der heftigen und lebensgefährlichen pleuritischen und peripneumonischen Symptome den Gebrauch des *Calomel* in Verbindung mit *Opium* empfehlen, das ich gewöhnlich sechs bis acht Stunden nach dem Aderlass, am liebsten gegen Abend, zu 1 Gran mit einem halben Gran Opium nehmen und nach Umständen wiederholen lasse *). In der Regel bewirkt man dadurch eine gelinde, wohlthätige Transspiration, und nichts ist geeigneter, den entzündlichen Brustbeschwerden eine günstige Entscheidung zu geben, als diese. Selten wird man bei dieser Behandlung eine so bedenkliche Höhe der pleuritischen und peripneumonischen Symptome wiederkehren sehen, dass man den dritten Aderlass nöthig hätte; in der Regel wird man kaum des zweiten bedürfen, besonders wenn man zugleich äusserlich zweckmässig derivirt, entweder mit krampfstillenden, erweichenden Einreibungen und Kataplasmen, oder mit hautreizenden Senfpflastern und spanischen Fliegen. — Besonders aber hat man sich vor dem Missgriff zu hüten, so wie die schmerzhaften Symptome sich im mindesten wieder rühren, und so wie der Athem wieder ängstlicher und beklommen wird, gleich zur Lanzette zu greifen, und in jeder Fieberexacerbation eine neue Indication zum Blut-

*) Auch Schmidtmann rühmt die Wirkung des *Calomel* mit *Opium*, was er aber stärker verordnet: nämlich *Calomel gr.* ij und *Opium gr.* j *pro dosi.*

lassen zu erblicken. Das ist der unglückselige Weg, auf welchem man zu zehn und zwanzig Aderlässen gelangt. Was vom Aderlass wegen Plethora gilt, dass je öfter man ihn wiederholt, um deren Symptome zu dämpfen, um so öfter man aufs Neue dazu schreiten muss; dasselbe gilt von den Symptomen der Entzündung. Je öfter man wegen dieser, ohne die dringendste Indikation, dazu greift, um so häufiger kann man Anlass finden, ihn zu wiederholen. Nach jedem neuen Blutverlust wird der Körper und besonders das leidende Organ reizbarer und empfindlicher, um so weniger kann es den geringsten Andrang und Reiz des Blutes vertragen, um so schneller kehren daher die schmerzhaften, entzündlichen Symptome wieder; immer häufiger muss der blutsüchtige Arzt die Lanzette anlegen, um momentane Erleichterung zu schaffen, bis kein Blut und keine Reizung mehr vorhanden ist, und der Kranke nicht an seiner Krankheit, sondern an Blutlosigkeit und Entkräftung, an *vacultas* und *debilitas*, stirbt.

Es ist daher kein blosses, leeres Wortspiel, wenn ich sage, wer nur selten und ausnahmsweise zum dritten und vierten Aderlass gelangt, wird nie zum neunten gelangen; denn nur der achte macht den neunten u. s. w. nöthig. Wer schon bei der Indikation zum dritten Aderlass weise und besonnen zögert, und erst alle Umstände wol erwägt, die dafür und dagegen sprechen, — der wird so leicht den vierten Aderlass nicht nöthig haben. Wer aber unbedenklich, ohne recht und gewissenhaft erwogene Indikation, wegen eines einzelnen ihm missfälligen Symptoms, wegen des vollen, harten Pulses, wegen der Speckhaut auf dem früher entzogenen Blute, in 24 Stunden drei

Mal Blut entzieht, gelangt mit der grössten Leichtigkeit zum sechsten und achten Aderlass in den nächsten 48 Stunden, und immer, *lege artis*, wegen dringender Symptome.

Was ich von der Wiederholung des Aderlasses bei Pleuritis und Peripneumonie gesagt habe, gilt noch mehr bei Entzündungen des Hirns und seiner Häute, bei Entzündung der Baucheingeweide, bei gichtischen, rheumatischen, erysipelatösen Entzündungen der Gliedmassen, deren Symptome zum Theil schwankend und unsicher sind, und deren Charakter ausserdem selten so rein und ungetrübt sthenisch ist. Wir haben uns hier eben so sehr vor dem Missbrauch wiederholter Aderlässe, als der schockweise auf den Unterleib geworfenen Blutegel zu hüten, um nicht oft den Kranken aus einer vermeinten Gefahr in eine wirkliche zu stürzen, ihn, im günstigsten Falle, auf Monate und Jahre zu schwächen, und aus einem kräftigen Manne ein hysterisch reizbares Weib zu machen. Es ist schwerlich die Aufgabe des Arztes am Krankenbette, zu erforschen, wie viel Blut der Mensch verlieren kann ohne zu sterben, oder wie viel Blut man nach dem Beispiel eines Botallus, Willisius, Riolan, Bouvard in akuten und chronischen Krankheiten lassen kann, sondern wie viel aufs Höchste zu Linderung und Heilung derselben erforderlich ist.

Kein irgend wirksames und heilkräftiges Mittel muss ohne wahre, dringende Indikation, oder, *ut aliquid fecisse videamur*, angewendet werden. Die vielen Widersprüche und zum Theil irrigen Angriffe in Ansehung von Nothwendigkeit und Nutzen dieser und jener Heilmittel, rühren fast nur daher, dass sie häufig ohne wahre Indikation, ohne wahre

Nothwendigkeit gebraucht worden sind. Durch so gedankenlosen Missbrauch sind bisweilen die besten und heilkräftigsten Mittel in Vergessenheit und Verruf gekommen, und eben dadurch wird ein Mittel vom andern verdrängt, und unsere *Materia medica* gewinnt an Umfang, aber nicht an innerm Gehalt. Reich an Mitteln, sind wir daher oft so dürftig arm an Hülfe. Auf gut Glück wird heute Dies, morgen Jenes versucht; heute vergöttert, morgen verlacht. Allzuoft leitet und gilt am Krankenbette nicht der innere, erprobte Werth der Mittel, sondern was die wechselnde, launigte Meinung des Tages bringt, was die Mode begehrt, was irgend ein Mann des Volks anrühmt. Darum sind wir so reich an Erfahrungen, so arm, so bitter arm an Erfahrung!

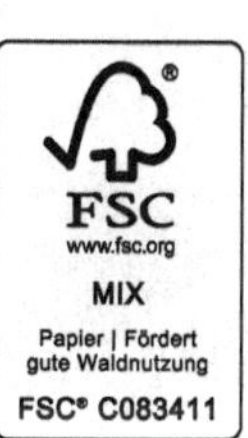

Zeitfracht Medien GmbH
Ferdinand-Jühlke-Straße 7
99095 Erfurt, Deutschland
produktsicherheit@kolibri360.de